三万件のネット相談発

ここが知りたい

歯科治療ベストアンサー！

BEST ANSWERS ABOUT DENTAL TREATMENT

vol. 1

ネット歯科相談研究会 編

クインテッセンス出版株式会社　2011

Tokyo, Berlin, Chicago, London, Paris, Barcelona, Istanbul, Milano, São Paulo, Moscow, Prague, Warsaw, New Delhi, Beijing, and Bukarest

刊行にあたって

株式会社ファンクション・ティ代表取締役
歯科情報サイト「歯チャンネル88」運営者・歯科医師
田尾耕太郎

■ネットの普及で潜在的な歯科の情報を知りたい方の存在が顕在化された

総務省が２０１０年１月に発表した「通信利用動向調査」によると、国民のインターネットの利用者数は９千４０８万人、人口普及率は78・０％という結果が出ています。１９９７年にはインターネットの人口普及率はわずか９・２％でした。その頃私はまだ学生でしたが、周りを見渡してもネットをしている友人はけっして多くはありませんでした。それが、この10年ちょっとで、ほとんどの人がパソコンや携帯電話を日常的に使うようになり、国民の約５人に４人は何らかの形でインターネットに触れるようになりました。

インターネットの普及は私たちの日常生活を大きく変え、その変化は、歯科業界にも多大な影響を与えようとしています。これまで〝ブラックボックス〟であった歯科に関する情報が、インターネットを通じて簡単に入手できるようになったからです。

私は「歯チャンネル88」という歯科情報サイトを製作・運営していますが、私がこのサイトを公開した２００６年時点では、大手ネット関連企業でも「ネットで歯科の情報を知りたいと思う人なんかいない。歯科のサイトを作っても1日の訪問者数はせいぜい5千人が限度」という認識で、歯科にはほとんど参入していないという状況でした。

しかし、２０１０年時点で「歯チャンネル88」の1日の訪問者数は平均2万人以上です。「歯科の情報を知りたい人がいない」のではなく、「歯科の情報を知るための場がなかった」のです。

■どんな人がネットで歯科の情報を調べているのか

私が運営している歯科情報サイト「歯チャンネル88」には「歯科相談室」という、歯科に関する質問を投稿すると24時間以内に99％以上の確率で、複数の歯医者さんから回答がもらえるコーナーがありますが、ここに相談を投稿している人を分類すると、つぎのようになります（次ページ円グラフ参照）。

45％…担当医や治療内容などに不安・不信感がある
30％…不信感はないが、他の先生の意見も聞いてみたい
20％…歯医者さんに行く前に予備知識を身につけたい
5％…その他（上手な歯みがきの仕方について　など）

●どんな人が相談しているの？

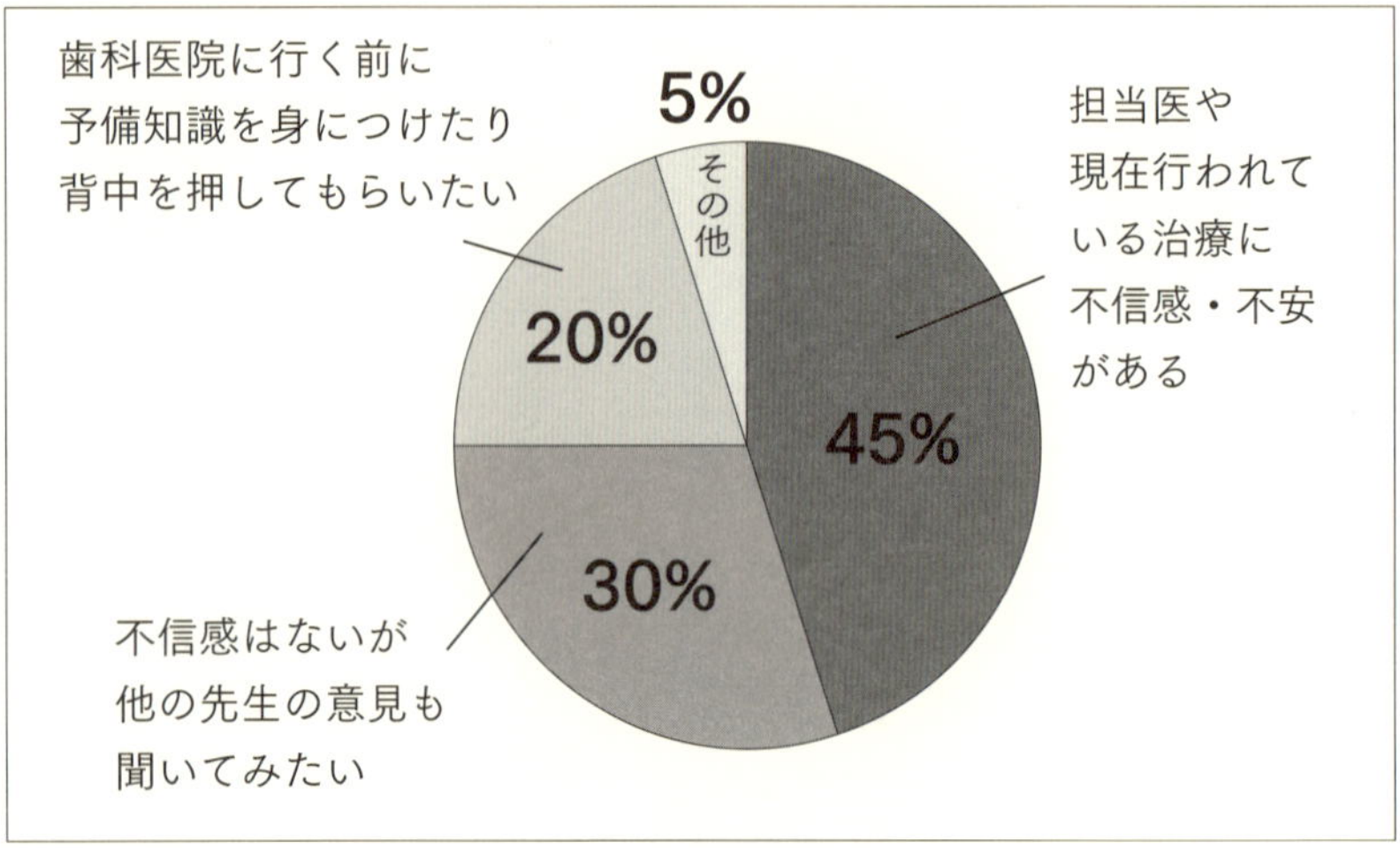

つまり、約半数は「何らかの不安・不信感をもっている人」、半数は「純粋に歯科の情報を知りたい人」ということになります。

■どんなことをネットで相談しているのか

歯科相談内容の内訳については次ページの表に詳しく記載していますが、もっとも多い相談は「根管治療」（歯の根の治療）に関するもので、次いで「抜歯」「歯の痛み」と続きます。

根管治療も〝痛み〟や〝抜歯〟と非常に関係が深いものですので、「痛みがとれない！」「歯を抜かないといけないかもしれない！」という切羽詰った状況で、藁にもすがる思いでネットで相談をされている方が一番多いということになります。

●「歯チャンネル88」歯科相談室　相談項目の割合（2006.6.1 ～ 2010.8.19）

項　目	件数	割合（%）
根管治療（歯の根の治療）	2,639	9.25
抜歯	2,555	8.96
歯の痛み	2,211	7.75
クラウン（歯の被せもの）	1,870	6.55
むし歯	1,642	5.76
歯ぐきのトラブル	1,474	5.17
歯のトラブル（割れた・欠けたなど）	1,471	5.16
医療ミス、歯医者への不信感	1,399	4.90
矯正	1,109	3.89
小児歯科	1,048	3.67
歯の詰めもの・インレー	926	3.25
インプラント	821	2.88
ブリッジ	782	2.74
歯周病	629	2.20
舌の異常	570	2.00
治療費・費用	492	1.72
咬み合わせ（咬合）	472	1.65
予防	409	1.43
審美歯科・美容歯科	391	1.37
支台築造・コア（歯の土台）	339	1.19
妊娠中、授乳中の歯科治療	287	1.01
部分入れ歯	281	0.98
歯ぎしり（ブラキシズム）	278	0.97
顎関節症	265	0.93
知覚過敏	199	0.70
ホワイトニング	161	0.56
アレルギー	152	0.53
上顎洞炎（ちくのう症）	145	0.51
歯科恐怖症	138	0.48
口臭	82	0.29
総入れ歯	48	0.17
その他	3,245	11.37
合計	28,530	100.00

［年齢層］

～ 19 歳：10%、20 ～ 30 歳：35%、31 ～ 50 歳：45%、51 歳～：10%

［男女比］

男：女＝2：3

■ネット相談を続けてきて気がついたこと

２００６年に歯科情報サイトを公開して以来、私自身も回答者として2千件以上の相談に回答させていただいてきましたが、そのなかで気がついた、もっとも大きな問題は、「相談を投稿されている多くの人が、担当医と十分にコミュニケーションがとれていない」ということです。

これは患者さん側にコミュニケーション能力が足りないというのではなく、担当医に気をつかってしまっていたり、忙がしそうで聞くタイミングがつかめなかったり、なんとなく質問できるような雰囲気ではなかったりなど、理由はさまざまです。しかし、相談室に寄せられる多くの相談を見ていると、「コミュニケーション不足」が「不安・不信感」を生み出している最大の原因となっているようです。

自分の歯を守り、生涯おいしく食事をするためには、ただ歯の治療をすればよいというわけではありません。担当医あるいは歯科衛生士さんと十分にコミュニケーションをとって、自分自身のお口の中の状況、そして、今後のケアの方法についてしっかりと理解することが必要不可欠です。「不安や不信感」を抱えた状態で通院を続けることは、好ましくありません。この「不安や不信感」を解消するためには、十分にコミュニケーションをとるしかないと思うのですが、前述したような理由でそれがなかなか難しいという方も多いと考えられます。

■歯科医院でコミュニケーションを上手にとるコツ

相談の時間をたっぷりととってくれて、「何か気になることやご不安に思われていることはありませんか？」とやさしく聞いてくれるのであればよいのですが、何人もの患者さんを相手に忙しそうに駆け回っていたり、話をする時間を与えてもらえず、いきなり治療開始となってしまったりというような場合、どうすればよいのでしょうか？

歯科医院で上手に質問をするコツは、つぎの2つです。

1　事前に質問内容をしっかりと考えておく
2　相手の都合のよい時間を聞く

「事前に質問内容をしっかりと考えておく」というのは、話の要点を短時間で伝えることで、余計な手間をとらせないことと、相手に質問の意図を的確に伝えることが目的です。質問内容がはっきりしていないと意図をくみとってもらえず、結局時間だけがかかってしまうという結果になりかねませんし、一度そういうことがあるとつぎから質問をしづらくなってしまうおそれもあります。ですので、事前に質問内容をしっかりと考えておくというのは重要です。

また、一度にあれもこれも質問をすると要点がぼやけてしまうので、「とくにこれだけは聞いておきたい！」というポイントを1、2個に絞っておくことがお勧めです。

2番めの「相手の都合のよい時間を聞く」ということも非常に重要なポイントです。歯科医院では1日に何人もの患者さんを診ますので、「アポイント帳」というものを使って、一人ひとりの診療時間をあらかじめ決めていることが一般的です。そのため、患者さんからの予期せぬ質問で診療時間が延びてしまうと、その後の患者さん全員に迷惑がかかってしまいます。

ですから、最初に「お聞きしたいことがあるので、質問をする時間をとっていただくことは可能ですか？」とまずは聞いてみましょう。時間に余裕があれば「今、ご質問いただいても大丈夫ですよ」といってもらえると思いますし、もし時間がなければ、「今は時間がないので診療後、または後日お時間をつくりますね」と対応してもらえるはずです。

歯科医院ではなかなか話しづらい……という方も多いと思いますが、本書で挙げるポイントを参考に、不安や疑問に思うことは、ぜひ担当医に質問をされてみてください。

担当医と上手にコミュニケーションをとって、「受身型の診療」から「対話型の診療」という、一歩進んだ歯科との関係をつくっていただけると幸いです。

２０１１年1月

本書の利用の仕方

医学ジャーナリスト協会 正会員
森山　玲

患者さんは「最新・最先端の治療情報」を求めているはず……　歯科情報サイト「歯チャンネル88」に寄せられた2万8千530件の歯科相談を分析した結果は、そんな予想を覆す意外なものでした。

「歯の被せもの」「むし歯」「歯のトラブル（割れた・欠けたなど）」「歯の詰めもの」「ブリッジ」に関する相談が23・46％

「根管治療」「抜歯」「歯の痛み」に関する相談が25・96％

患者さんから寄せられた相談の多くは「むし歯」「詰めもの・被せもの」「根管治療」など、基本的な治療に関するものだったのです。

そこで、本書では、患者さんのご要望に従って、「むし歯と予防に関するQ＆A」を第

●本書の誌面イメージ

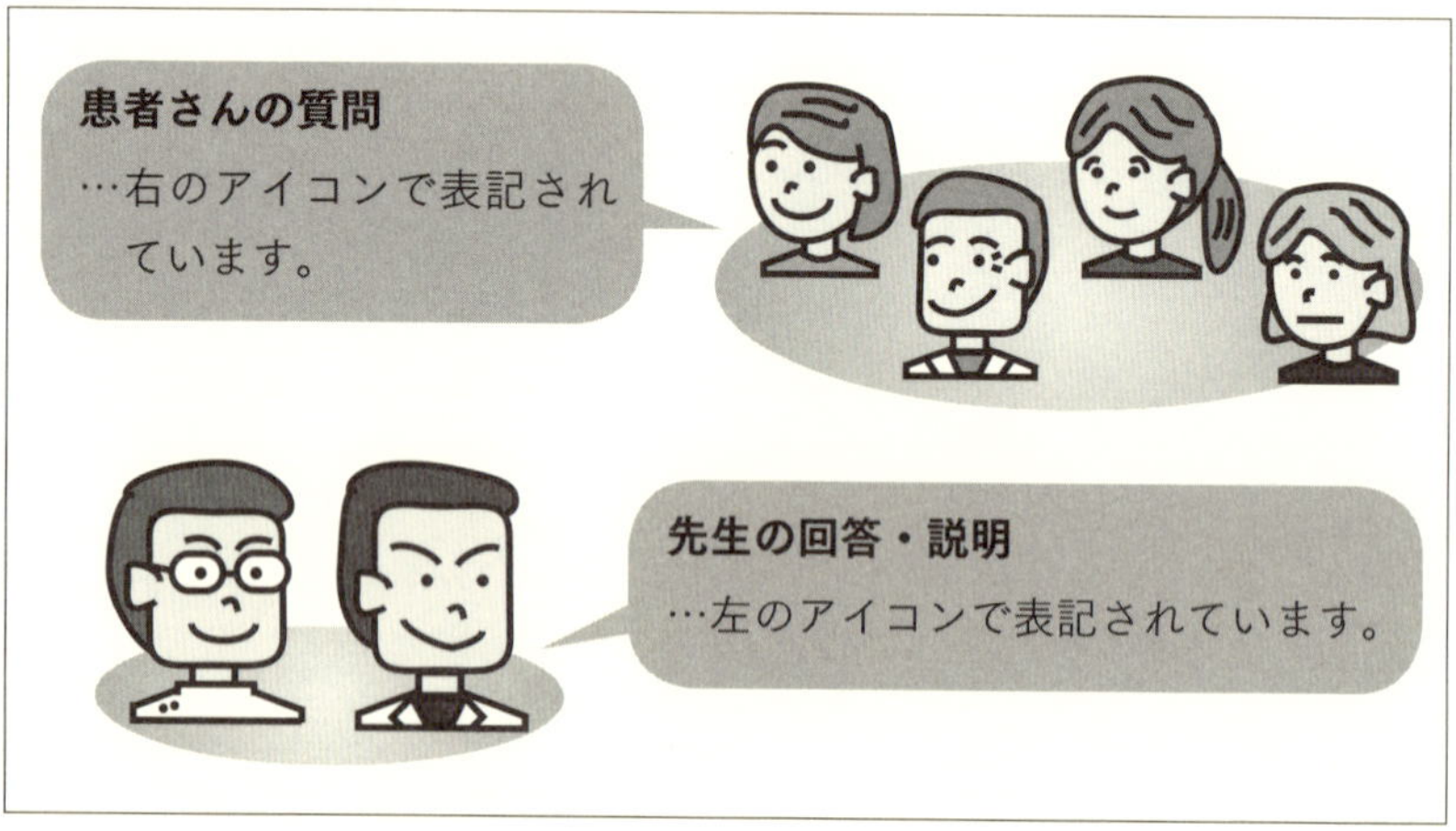
患者さんの質問
…右のアイコンで表記されています。
先生の回答・説明
…左のアイコンで表記されています。

一巻に、「根管治療と歯の痛み、歯科疾病に関するQ&A」を第二巻に、分けて構成・発刊することにしました。

3万件近い歯科相談を解析し、患者さんからの質問が集中している事項をコンパクトにまとめ、それぞれに、経験豊富な第一人者の先生方のご解説をいただいています。

診療室で、かかりつけの先生が説明してくれているような仕上がりになっていますので(上記図参照)、まず、興味のあるところから読んでみてください。きっと、知りたかった疑問に対する答えやヒントが見つかるはずです。

設問の構成に際しては、治療方法の歴史や

種類、長所と弱点、長期的な予後の見通しなど、普段省略されがちなところ、説明に時間がかかるところのご紹介を心がけました。

歯科は、患者さんと先生方との協働がかなえば、すばらしい未来が約束されている分野ではないかと思います。本書が、基本的な知識を求めておられる患者さん、歯科医院のスタッフの皆さん、説明に苦心されている先生方のお役に立てれば幸いです。

最後に、お忙しいなか指導をお引き受けくださった先生方、本書のために、格別のご高配を賜りました、脇田稔先生（北海道大学）、久光久先生（昭和大学歯学部）に感謝いたします。

また、本書出版の機会をくださったクインテッセンス出版社長佐々木一高氏、ならびに本書の完成に多大なご尽力をいただいた編集部長畑めぐみ氏、書籍編集部の山田孝次氏に心から感謝申し上げます。

２０１１年１月

●もくじ

【ご指導いただいた先生（五十音順・敬称略）】

青嶋　仁／ペルーラＡＯＳＨＩＭＡ代表・歯科技工士

小澤幸重／日本大学松戸歯学部 組織・発生・解剖学講座　教授・歯学博士

小牧令二／岐阜県瑞穂市開業 美江寺歯科医院・歯科医師

相良俊男／東京都千代田区開業 医療法人社団 徳新会 国際ビル歯科・歯科医師

椿　智之／ティースアート代表・歯科医師

二階堂　徹／東京医科歯科大学大学院 医歯学総合研究科 摂食機能保存学講座 う蝕制御学分野
講師・歯学博士

眞木吉信／東京歯科大学 社会歯科学研究室　教授・歯学博士

森川裕一／千葉県茂原市開業 ポプラ小児歯科医院・歯科医師

【企画・データ提供】

田尾耕太郎／株式会社ファンクション・ティ代表取締役
歯科情報サイト「歯チャンネル88」運営者・歯科医師

【構成】

森山　玲　／日本医学ジャーナリスト協会 正会員

Q1 〝初期のむし歯〟と〝着色〟ってどう違う？

下の前歯の根元に急に茶色いシミのような点（スポット）ができてしまって……　「むし歯かもしれない」と心配しています。

気がついたのはいつですか？

ひと月ほど前、口紅を新調したときには確かに白かった記憶がありますから、ここ何週間かの間にこうなってしまったようです。小学生のときにできたむし歯はありますが、大人になってからはむし歯ゼロで頑張ってきたのに……　子どもに口うるさく「歯をみがけ！」といっている私が、45歳でむし歯になったら示しがつきません（号泣）

歯が茶色くなると、すぐに「むし歯ができた！」と慌てる方が少なくありませんが、歯は、飲食物や喫煙の影響で簡単に着色しますので、落ち着いてください。

えっ？　着色？

下の前歯はもっともむし歯になりにくいところですし、着色しやすいところですから、単なる着色汚れの可能性が十分あります。

本当ですか！

ただし、単なる着色と初期のむし歯の鑑別は非常に困難で、歯科医師の間でも意見がわかれることがあります。

わかりました！　かかりつけの先生に診てもらいます。でも食べ物が原因で歯が茶色に着色することがあるとは知りませんでした。どういう食べ物で着色するんですか？

コーヒー、紅茶、お茶、ワイン、カレーなどが代表的です。麦茶やブルーベリーにも着色作用があります。

大好物ばかりです（笑）。とくに最近、テレビでポリフェノールが体によいと聞き、毎日赤ワインを飲んでいますし、コーヒーが肝臓によいと本で読んだので、１日中飲んでいます。お茶はがんを予防するそうですから、毎食後、濃く入れて飲み、インフルエンザ対策をかねてうがいも緑茶でしています。

なるほど。

あ……（苦笑）

思いあたることがあるようですね。

でも、以前むし歯になったときも初めはこんな感じでしたから、やっぱり心配です。もし、初期のむし歯でしたら、早期発見・早期治療が大切ですよね？

以前は「むし歯は治ることはないから、大きくなる前に治療したほうがよい」といわれていましたが、最近では初期のむし歯には進行の速いものと遅いものがあり、遅いものは予防を徹底することで進行を遅らせたり、停止させたり、さらには治す（再石灰化）ことも可能ということがわかってきています。

えっ？　むし歯は治らないから、小さいうちに治療しないといけないと教わったことがあるんですが、違うんですか？

違います。むし歯そのものの定義が変わってきているんです。現在では、「むし歯は脱灰と再石灰化のプロセス」といわれています。歯の表面は、時々刻々と変化しているのです。そのバランスが崩れ脱灰に傾けば、初期のむし歯となり、さらに進めば「治療が必要なむし歯」となります。治療しなくてすむように「初期のむし歯は、予防して経過観察する」ことが大切です。

むし歯を観察する？　そんなことをして、大丈夫なんですか？

もし、進行を遅くできたり、止めたりすることができれば、早期に治療介入をするより、予防を徹底したほうが、将来多くの歯を残すことが可能になります。ただし、経過観察していて進行がみられるようなら、治療が必要になります。その時点で治療しても手遅れになることはありません。

むし歯に進行速度があるんですか？

あります。

えー！　本当ですか！　むし歯はみんなすぐ進行すると思っていました。

むし歯の進行速度は、唾液の歯を守る能力、フッ化物（フッ素と他の元素の化合物で、

●むし歯の進行速度を予測する一般的な基準

進行速度	速い	遅い
歯面の硬さ	軟らかい	硬い
表面性状	塑造	滑拓で光沢がある
歯質の色	淡黄色	茶色・黒色
歯種	乳歯	永久歯
年齢	小児・若年者	壮年・中年

むし歯予防の効果がある）の使用状況、食生活、歯みがき習慣などの生活習慣や、むし歯のできている場所などによって大きく左右されます。個々のむし歯の進行を判断する基準としては、硬さや性状、色などがあります。ただし、実際の判断は大変難しく、これらの項目が必ずしもあたらないこともありますので、自分で判断せず専門家の判断に任せるようにしてください。とくに、「硬さ」は重要なポイントとなりますが、硬さを調べようと歯面をこすると、せっかく再結晶化しようとしている歯質を削ってしまいかねませんので、絶対にしないでください。

今、まさに爪楊枝はあったかなと考えていました。危ないところでした（笑）。そういえば、お友だちが、かかりつけの先生から「ここは治療しなくていい」といわれたけれど、不安で仕方がなかったので、わざわざ別の先生に無理をいって削って

もらったといっていました。そのときは、「治療をするのが歯医者なのに変わったことをいう先生だ」と思って聞いていましたが、もしかしたら、「初期のむし歯だから経過観察しましょう」という意味だったのでしょうか？

それはなんともいえませんが、「カリエス・オブザベーション」という診断をされていた可能性は十分ありますね。

「カリエス・オブザベーション」って、なんですか？

検診などで、歯科医師から「シーオー」といわれたことはありませんか？

はい、口の中を診ながら「シーオー、シーツー」と掛け声をかけられたことがあります。

シーオーはCaries Observationの頭文字をとったものです。カリエス・オブザベーション、つまり、「むし歯を観察する」ということです。

シーオーはシーゼロの略ではないんですか！　検診結果のお知らせにＣＯと書かれていたので、「ゼロ期の超初期のむし歯がある」という意味だと勘違いしていました！先生は「経過観察する」とおっしゃっていたんですね。

注意していただきたいのは、経過観察は、ただ放置することとは違うということです。初期とはいえ、むし歯になりかかっている（脱灰が始まっている）状態であることに変わりはありませんので、信頼できる歯科医院を受診して、まず、歯科衛生士からフッ化物の使い方、食事指導、歯みがき指導を受けてください。

わかりました。

指導を受けたらさようなら、ではなく、1週間程度後に再度来院して、いわれたとおりのケアができているかどうか確認してください。ケアが正しくできているなら、3〜4か月そのまま様子をみて、うまくいっていそうなら、さらに半年、1年と期間をあけて経過を観察していくことが経過観察です。

執行猶予みたいですね（笑）。でも、むし歯の進行が止まる可能性があるのなら、頑張ります！

繰り返しになりますが、むし歯はケアを徹底することで進行を停止させることや、ごく初期の場合には再結晶化させることができることがわかってきています。私の場合、治療をするかどうかについては、治療した場合としない場合のそれぞれのメリット、デメリットを考え、さらにむし歯の進行速度だけでなく、むし歯の深さ、むし歯のある場所がプラークコントロール（細菌のすみかとなる歯の表面に付着したプラークを歯みがきなどで取り除くこと）しやすいところか、プラークコントロールができているか、フッ化物の使用状況、食生活、唾液の状況、全身的な健康状態、その他の生活環境や社会環境、患者さん自身の気持ちなどを勘案して決定しています。

むし歯に対する考え方が、以前とは随分変わってきているんですね。驚きました。

早期治療をしたところで、10年、20年後の予後はどうでしょう。予後を良好に保った

●治療した場合としなかった場合のメリット、デメリット

	治療した場合	治療しなかった場合
メリット	一時的に進行を停止できる	二次う蝕によるさらなる進行を避けられる
	穴があいているような場合では歯みがきがしやすくなる	治療による痛みなどの苦痛がない
デメリット	治療にかかる時間と金銭	予防にかかる時間と金銭
	二次う蝕になる可能性がある	むし歯の進行に気づかず神経まで進んでしまった場合、神経をとらなければいけなくなる
	二次う蝕になった場合、さらに歯を大きく削ることになる	部位によって見ため（審美性）が悪い

めには、治療に使う材料や歯科医師の技術より、治療後の管理、経過観察とケアのほうが大きな要因となります。どうせ管理、経過観察とケアをしていくのなら、初期のむし歯は、なるべく治療介入をせず様子をみて、進行を止められないと判断されてから治療をすればよいのではないでしょうか。もちろん、いざ削るとなれば、できるだけダメージを少なくする必要がありますが。

むし歯の進行を止めるために歯医者さんに行く時代になっていたなんて、知りませんでした。早速かかりつけの先生に相談してみます。ありがとうございました！

Q２ 〝お口の中は細菌だらけ〟って本当?!
―口腔内の常在細菌がおりなす生態系―

歯医者さんでちょっとショックなお話を聞きました。先生は「お口の中は細菌だらけだ」といわれるんです！

そのとおりです。

そんなはずはありません！　毎日歯みがきをしていますし、口臭もなく、むし歯も治療済みで、歯周病にもなっていません。

そういう問題ではないんですよ。ちょっと意外かもしれませんが、お口の中は体の外、つまり体外なんです。

え？

一般的な感覚では、お口の中は体内のような気がしますが、医学的には体外です。指で頬から唇、お口の中をなぞってみてください。つながっているでしょう？

あ、本当だ。

ちょっと専門的になりますが、皮膚の表皮や口腔・咽頭・鼻・直腸の末端部の上皮は、外胚葉に由来する組織で、その表面は体内ではなく、体の外です。

それと、お口の中が細菌だらけとどんな関係があるんですか？

体の中に細菌が侵入したら、どうなりますか？

病気になります。あれ？　私、元気ですよね？

お口の中は体内ではありません。体の外ですから、そこに細菌がいても、侵入とは見なされず、生体の免疫機構によって排除されないんです。お口の中は、年間を通じてほぼ36・5度、湿度１００％、お食事おやつ付きという、細菌にとってのパラダイスです。目には見えませんが、ヒトの口腔内には、大体５００種類、１兆個の細菌が常在細菌として生息しているのが普通、当たり前です（キッパリ）

５００種類、１兆個ですか（がく然）

しかし、すごい数ですよね。誰が数えたのかな（笑）

笑いごとじゃないです！　私の口の中にそんな数の細菌がいるなんて……　許せません！　一刻も早く除去しないと！

それは短絡的な考え方ですよ。ヒトと細菌の持ちつ持たれつの共生関係は、およそ20万年前の人類誕生からずっと続いています。信じられないかもしれませんが、口腔内にすみついている常在細菌は、ヒトにとって有益でもあるんです。

どういうことでしょうか？

ヒトの口腔内にすみついて定着している細菌は、健康な生体には侵入できない比較的毒性の弱いものばかりです。彼らが定着して、餌となる食物残渣《ざんさ》を先回りして食べつ

Q2　“お口の中は細菌だらけ”って本当?!

—口腔内の常在細菌がおりなす生態系—

くしていますから、たまに、毒性の強い病原体が飛び込んできても、口腔内には餌もすみつく場所もないので、なかなか定着できません。また、常在細菌の存在は、粘膜の免疫を適度に活性化するという側面があり、毒性の強い病原体と戦わなければならないときのトレーニングに役立っています。結果的にですが、常在細菌はヒトに免疫能を付与し、毒性の強い有害な病原体が定着するのを阻害するはたらきをしているんです。

ヒトの役に立っているんですか？

非常に役に立っています。常在細菌は、お口の中で集まってコロニー（常在細菌叢）を形成して定着していますが、彼らは、免疫学上は、生体防御機構の一員として認知されていて、病原体、その他の異物の侵襲から人体を守る、最前線の「生物学的障壁」とよばれているんですよ。これは口腔生化学のテキストにも載っています。

本当ですか！　常在細菌は、強い毒性のある病原菌の定着を防いで、私たちを病気から守ってくれていたんですね（驚）。常在細菌は味方だったんだ！（安心）

そうです、といいたいところですが、そんなに単純なものでもありません。常在細菌のなかには、酸を生産する種類のものがいますが、酸は、歯の成分と反応して歯を溶かしてしまいますので、むし歯の原因のひとつになります。

えっ?!

ほかにも、起炎性の毒素を産生して歯周病を生じさせる細菌や、口臭の原因になるガスを産生する細菌もいます。また、肺炎を起こす肺炎レンサ球菌やブドウ球菌もかなりの確率で健康な大人ののどに生息しています。これらの細菌は、ヒトにとって有害です。

生体防御機構の一員なのに、有害でもあるんですか？　味方なのに敵でもあるなんて、混乱してしまいます。

確かにちょっとわかりにくいですね。では、少し整理して考えてみましょう。まず、お口の中に定着している常在細菌の大部分を殺したらどうなるでしょうか？

細菌が激減して、清潔、健康になります。

そう考えがちですが、間違いです。何らかの理由で、口腔内の細菌が激減すると、ヒトの免疫力自体が低下して、全身状態がむしろ悪くなってしまうケースがあることが知られています。これは、口腔内の常在細菌が生物学上の免疫機構の最前線と位置づけられていることからも、納得できる事実です。また、大部分の細菌が死滅すると、生き残った抵抗力の強い細菌が激増して、猛威をふるい、結果としてそれらの細菌が原因の疾病に罹患してしまうことがあります。たとえば、生まれたときから無菌室で育てられ、常在菌をもたない無菌ラットを、無菌室から放り出せば、簡単に病気にかかってしまいます。

Q２　“お口の中は細菌だらけ”って本当?!

—口腔内の常在細菌がおりなす生態系—

常在細菌を全滅させたり、大部分を殺してしまったりすると、宿主であるヒトにはデメリットのほうが大きいんですね。

そのとおりです。それでは、何らかの理由でお口の中の常在細菌が激増したらどうなるでしょうか？

１兆個が１００兆個になったらどうなるか、ですか？　ちょっと想像できません。

たとえば、ミュータンスレンサ球菌や、乳酸桿菌などの酸を産生する常在細菌が激増すると、口腔内はむし歯になりやすい酸性の環境になってしまいます。また、歯周病菌が激増すると、歯肉に炎症が起きて歯周病に罹患しやすくなります。口臭の原因となる細菌が増えると、口臭がひどくなりますし、肺炎レンサ球菌が激増したところで、運悪く誤嚥《ごえん》（食物などを誤って気管に飲み込んでしまうこと）してしまうと、場合によっては、誤嚥性肺炎になってしまうこともあります。また、マイコプラズマ菌が増殖すると、発熱や頭痛、咳がひどくなります。もちろん、健康な状態であれば、多少常在細菌が増えても病気になりませんが、いろいろな疾病に罹患する可能性が高くなってしまうことも事実です。

常在細菌は毒性がないか弱いものばかりですから、増えすぎても、宿主は病気にならないのではないですか？

それは違います。毒性が弱いといっても、ないわけではありません。宿主の免疫力が低下すると、常在細菌も、宿主に襲いかかります。体力が低下して免疫力が落ちると、ヘルペスや口内炎ができたり、肺炎になったりします。

そんな！　では、どうしたらいいんでしょうか？

医師や細菌学者の多くは「自然の状態を維持することが得策で、身のためです」とアドバイスしていますね。

自然の状態を維持するにはどうしたらいいんでしょうか？

当たり前の答えになってしまいますが、食後と就寝前にていねいに歯をみがいて、お口の中を清掃するのが一番効果的です。

えっ？　そんな当たり前のことをするだけでいいんですか？　明らかに有害なものだけでも狙い撃ちで駆除したほうがいいような気がするんですが……

特定の常在細菌だけを駆除することは不可能ですし、仮にできたとしても菌交代現象など、何か別の問題を引き起こす可能性があります。自然の状態を維持している健康なヒトの唾液１ml中には、10億個の細菌がいますが、ヒトは１日に１ℓ近い唾液を分泌して、口腔内に生息する多種多様の細菌を胃に洗い流しています。胃酸でほとんどの細菌は殺されますので、あえて特定の細菌を狙い撃ちすることもないでしょう。

なるほど。お口の中が細菌だらけといわれて、不安でいっぱいになりましたが、それが普通だとお伺いして安心しました。それにしても、〝常在細菌が生物学的障壁だった”とは、驚きです！　味方を全滅させようと考えていたなんて（反省）。これからは、ていねいにお口の中を清掃して、増やさぬよう、殺さぬように、常在細菌との共存共栄を目指します。

なんだか選挙演説みたいですね（笑）。繰り返しになりますが、常在細菌は菌どうしでも共生しているひとつの生態系でもありますから、人為的に変えることは簡単ではなく、また無理に変えると、別の問題を引き起こす可能性があります。口腔内の常在菌とヒトの共生関係は人類誕生から続いていますので、あなたも毎日お口の中をお掃除して、よいおつきあいを続けてください。

わかりました。ありがとうございます。

それから、お口の中の常在菌を取り除くことは不可能ですので、正しく歯みがきができていれば、むし歯予防にはお口の中の細菌を気にするより、フッ化物の使用や食生活の改善が重要になります。

それでは、つぎはフッ化物と食生活についても勉強してみますので、またいろいろ教えてください。

Q3 むし歯になるのはナゼ？
—歯を溶かす〝酸〟を生み出す4つの因子—

痛くなったので、歯医者さんで親知らずを抜いてもらいました。抜いた歯を触ってみて初めて感じましたが、歯って本当に硬いものなんですね。

歯の表面はエナメル質とよばれ、そのほぼ95％が高度に結晶化したハイドロキシアパタイトで、そのほかに有機質１％、水分４％で構成されています。エナメル質は、無機質のハイドロキシアパタイト結晶体と考えてもよいほどで、一種の生体鉱物です。エナメル質のモース硬度は７程度、ダイヤモンドでないと削れないほど硬いんですよ。

そんなに硬いものが、むし歯になると簡単に穴があいてしまうなんて、不思議です。

むし歯の原因については、さまざまな学説がありましたが、１８９０年にMiller《ミラー》が提唱した「むし歯は、口腔内に常在している細菌が産生した酸によって引き起こされる」という酸脱灰説が現在も通説として受け入れられています。

酸ですか？

そうです。歯は酸に弱いんです。

えっ?!　こんなに硬いのに？

先ほどお話しましたように、歯の表面は、ほぼハイドロキシアパタイト結晶でできています。ハイドロキシアパタイト結晶は石のように硬いのですが、化合物ですので、条件がそろえばイオン化して溶解する性質をもっています。学校で化学の時間に化合物の溶解実験をしたことはありませんか？

あります！　カルシウムの結晶が塩酸でブクブクと溶けてしまいました！

そこまで極端ではありませんが、お口の中をビーカーだと考えてください。その中に唾液を満たし、ハイドロキシアパタイトの結晶を入れたとします。ハイドロキシアパタイトの化学式は$Ca_{10}(PO_4)_6(OH)_2$です。唾液のpHが低下して唾液中のH^+が増えると、ハイドロキシアパタイトのもつOH^-、つまり水酸基がH^+と反応して、ハイドロキシアパタイト結晶は簡単に溶解し、Ca^{2+}（カルシウムイオン）が溶け出てきます。

えー！　むし歯の原因は化学反応なんですか？

むし歯の原因は複雑ですし、解明されていないことも多いのですが、化学的見地からは「水酸基と水素イオンの化学反応」ということになると思います。

キツネにつままれたような気分です。

むし歯は、化学的にはシンプルな反応なんですよ。ハイドロキシアパタイト結晶は、およそpH５・５で急速に溶解しはじめます。この値を臨界pHといいます。

ということは、お口の中のpHを５・５より上に保っていれば、むし歯にはならないということですか？

単純に考えると、そうなりますが、実現するのは困難です。

どうしてでしょうか？

歯の表面のpHの値は、口腔内に定着している常在細菌の影響だけでなく、唾液や食生活などの生活習慣などの影響も大きく受けているからです。

そうなんですか?! むし歯って、細菌がつくった酸によって起こる単純な化学反応でもないんですね。

そうです。細菌だけが原因ではありません。むし歯の発生と進行には、さまざまな因子が複雑に絡み合ってかかわっていると考えられています。むし歯がどうしてできるかについては、Keyes《カイス》が提唱した有名な「3つの輪」説があります。これは、むし歯は細菌、糖質、宿主が主な因子で、これらが重なり合ったときに発生するというものですが、現在では、これにNewbrun《ニューブラン》が提唱した、時間を加えた4つの因子と、生活環境や社会的要因がむし歯の発生と進行に関与していると考えられています。

むし歯の発生にはたくさんの因子が関係していたんですか！(トホホ)

4つの因子のいずれかを完全に取り除ければ、むし歯になることはありません。しかし、どれも完全に取り除くことは不可能なので、それぞれの輪を小さくすることで、重なった部分を小さくしてむし歯を予防するのがもっとも得策です。ところで、4つの因子で、一番気になるのは何ですか？

やっぱり「細菌」ですね。細菌とむし歯の関係について、詳しく教えてください。

わかりました。まず、口腔内に定着している細菌が、むし歯発生の必須因子であることは、無菌動物にはむし歯が発生しないという、実験結果からも明らかです。しかし、口腔内に定着している常在細菌のすべてが、むし歯に関係しているわけではありません。むし歯に関係する細菌は多種類あって、詳しいことは、まだよくわかっていません。

えっ、むし歯の原因になる細菌って、まだわかっていないんですか？

そうです。むし歯の原因細菌は、完全には解明されていません。しかし、むし歯の病巣から検出される現在わかっている細菌には、いくつかの特徴があります。

どんな特徴でしょうか？

寄り集まったり歯に付着したりする機能があることと、糖から酸を産生するはたらきをすること、酸性の環境下に適応して増殖できることの3点です。

何だか手ごわそう。

これらの特徴をもつ細菌を「う蝕（むし歯）関連細菌」といいます。

1種類だけではないんですか？

「ミュータンスレンサ球菌」「低pHレンサ球菌」「アクチノミセス」「乳酸桿菌（ラクトバチルス）」などが、う蝕関連細菌とされています。

結構たくさんいるんですね（がっかり）

５００種類１兆個いる中の何種類かですから、相対的にみれば多くはないでしょう。これらのう蝕関連細菌は、糖を餌として取り込み、解糖系で分解して乳酸、ギ酸、酢酸などの有機酸を産生します。

細菌そのものが酸性というわけではないんですか？

それは違います。細菌は餌となる糖分を代謝して酸を産生しているんですよ。酸を産生する能力は細菌によって異なり、酸を産生する能力が比較的高いのは、ミュータンスレンサ球菌だといわれていますね。

一番の強敵ですね（トホホ）

細菌によって産生された酸は、まず、エナメル質を構成するハイドロキシアパタイトを溶かします。さらに、酸は他の常在細菌にとって好ましくない作用をもつため、酸の産生が増えて周囲の環境が酸性化すると、酸を好まない細菌はいなくなり、そこで生存する能力をもつ細菌だけが生き残り、増殖します。

きゃー（悲鳴）

しかも、う蝕関連細菌が酸性下で生き残る能力は、やや酸性の条件下でより増強され、酸生産力と耐酸性は、ますますパワーアップします。

まさに、悪循環ですね。

pHが低下すればするほど、それに適応できる細菌だけが増殖します。これを「細菌の適応」といい、細菌が環境の変化を起こし、その構成を変えることを「細菌叢《そう》のシフト」といいます。

何とかして、その悪循環を断ち切りたいです。

ハイドロキシアパタイトを溶かすのは酸であり、酸を産生するのは細菌です。酸を産生する細菌は、互いに助け合って、酸性の環境をつくり出しています。そのメカニズムは解明されてきていますが、まだわからないことも多いんですよ。悪循環を断ち切ることも大切ですが、Q2でもお話ししたように、細菌の輪は小さくすることはできても、なくすことはできませんので、むし歯をつくる４つの因子のすべてにアプローチして、すべての輪を小さくすることがもっとも大切ですね。

４つの因子すべてにアプローチするなんて、大変そうですね。

そうでもないです。少しの知識と効果的な習慣さえ獲得できれば、むし歯になる確率を低くできますし、できてしまったむし歯の進行を止められる可能性も高くなります。専門知識のある歯科医師の子どもは、相対的にむし歯が少ないように感じませんか？

確かに！

Q6でむし歯予防に効果的な生活習慣をお話しますので、ぜひ参考にしてください。

よろしくお願いします！（ワクワク）

Q４ むし歯を防ぐカギ〝エナメル質〟の強化法とは？

―歯の性質と化学式?!―

歯科医院で、むし歯が予防できる理由を教えていただきましたが、よくわかりませんでした。

その解明にはほぼ１００年かかっています。すぐに理解できなくて、当たり前ですよ。

１００年も前から研究されていたんですか？

むし歯予防の歴史は、１９０１年に、アメリカ人の若き歯科医師McKay《マッケイ》が、コロラド州に「むし歯が少ない人たち」が多くいる地域があることを発見したことに始まります。その後、世界中の歯科医師、歯科医学研究者が努力を重ねた結果、20世紀の終わり頃には、むし歯とその予防のメカニズムはほぼ解明されました。現在、世界中でむし歯は激減しつつあります。

私は、まだむし歯の悩みから開放されていません（シクシク）

それでは、１００年分の研究成果を凝縮した「歯の性質」「むし歯とその予防のメカニズム」をまとめて説明しましょう！

本当ですか！　よろしくお願いします。

むし歯を予防するためには、歯の性質、とくにエナメル質の性質を知ることが大切で

Q４　むし歯を防ぐカギ“エナメル質”の強化法とは？

—歯の性質と化学式？!—

す。外見からはわかりませんが、ヒトの歯は、神経とよばれる歯髄を真ん中にして、エナメル質・象牙質・セメント質という、異なる組織から成り立っています。内側の象牙質は、骨に近い性質の組織ですが、もっとも表面を覆うエナメル質は非常にユニークな組織で、電子顕微鏡で観察すると、精緻で特殊な結晶からできています。

結晶ですか？

そうです。歯のエナメル質は、約95％のハイドロキシアパタイト結晶、約４％の水分、約１％の有機成分で形成されています。エナメル質は、高度に結晶化していて、そのほとんどが結晶であるといっても過言ではありません。エナメル質は、六方晶系（六角形）の微細なハイドロキシアパタイト結晶が多数集積し、癒合《ゆごう》したユニークな生体組織です。

自分の体の一部が結晶構造になっていたなんて驚きです。いったい、いつの間に（笑）

実は、エナメル質が結晶構造になる、その形成過程は、まだ十分には解明されていないんですよ。観察によれば、歯胚の成長に従い、初めは湾曲するリボン状、次いで針状、しだいに六角形のアパタイトの単位胞が出現します。アパタイトの単位胞は、多数集まって六角柱状となり、癒合し、やがて不規則な石垣状の形に成長して、歯の表面を覆いつくします。このハイドロキシアパタイト結晶に有機質と水分を加えたものの集積体がエナメル質で、モース硬度はほぼ7、非常に強固で、普通のナイフでも傷をつけられないばかりか、逆に刃が傷んでしまいます。エナメル質は、もっとも厚いところで2㎜程度ですが、小さな結晶が複雑に混ざり合った構造をしているので、衝撃に弱い特定の方向がなく、靭性《じんせい》（割れにくさ）に富んでいます。また、神経が入り込んでいないという特徴があるため、直接的な痛覚をもちません。エナメル質は、口腔常在細菌や咬合圧などから、象牙質と歯髄を生涯にわたって守り続ける、歯の〝モビルスーツ（テレビアニメ「機動戦士ガンダム」に登場する戦闘用ロボット兵器）〟のような存在です。

モビルスーツなら、心強いです！　ですが……　私のモビルスーツ、一部がむし歯になっています（がっかり）

エナメル質は非常に硬く、物理的には強固な組織ですが、酸に弱いという最大の弱点をもっています。このエナメル質の化学的性質を理解することが、むし歯予防に大いに役に立ちますので、ちょっと専門的になりますが、お話しておきましょう。エナメル質は、ハイドロキシアパタイト結晶の集積体で、その構造式は $Ca_{10}(PO_4)_6(OH)_2$ で表されますが、理論値どおりの純粋な結晶ではありません。エナメル質は、歯の表面に存在していて、つねに唾液に浸されているため、唾液中のさまざまな原子と活発なイオン交換を行っています。肉眼ではわかりませんが、エナメル質の最表面は、つねに変化しています。

Q4　むし歯を防ぐカギ“エナメル質”の強化法とは？

―歯の性質と化学式?!―

エナメル質は、お口の中でイオン交換をして、変化しているんですか？　本人が知りませんでした！　驚きです！

アパタイトという言葉はギリシャ語の〝騙《だま》す〟という意味から来ていますが、これは、鉱物アパタイト（燐灰石《りんかいせき》）が、非常に反応しやすく、他の鉱物と間違えられがちだったことに由来するといわれています。実は、エナメル質を構成するハイドロキシアパタイト結晶も、天然の鉱物アパタイト結晶も結晶学的な性質はまったく同じです。エナメル質を構成するハイドロキシアパタイト結晶は、天然の鉱物アパタイト結晶を限りなく小さくしたものだとお考えになってもよいでしょう。

体の一部が、天然の鉱物と同じ性質だなんて……　不思議ですね！

まさに生命進化の妙ですね。エナメル質のハイドロキシアパタイト結晶も、鉱物アパタイト結晶と同じく非常に反応しやすい性質です。そのうえ、結晶のサイズが非常に小さいので、表面積が莫大になっていますから、浸透してきた唾液との間でイオン交換を起こしやすいのです。エナメル質のハイドロキシアパタイト結晶中のCa^{2+}（カルシウムイオン）やPO_4^{3-}（リン酸イオン）が、唾液中に含まれるMg^{2+}（マグネシウムイオン）、CO_3^{2-}（炭酸イオン）などに置き換わってしまっていることは珍しくありません。

原子が置き換わった結晶が珍しくないのは、エナメル質が、活発にイオン交換をしている証拠だということでしょうか？

そのとおりです。もっとも、原子が置き換わっている理由は、イオン交換以外にもあります。かなり専門的になりますが、エナメル質のハイドロキシアパタイト結晶には、原子が足りなくなる部分が必ずできてしまう構造上の性質（欠点）があるんですよ。原子が足りない部分には、他の原子が侵入しやすいため、この部分には、とくに置き換えが起こりやすいと考えられています。

「エナメル質のハイドロキシアパタイト結晶には不完全なものが少なくない。その理由はいろいろである」ということですね。ところで、結晶が完全ではないと、どんな不都合があるんですか？

不完全な結晶は、不安定で、溶解性が高いんですよ。とくに、先ほどお話した原子が足りない部分にH^+（酸）が侵入すると、結晶中の水酸基（OH^-）と反応して、エナメル質のハイドロキシアパタイト結晶は、つぎの化学式のように簡単に溶解します。

$$Ca_{10}(PO_4)_6(OH)_2 + 8H^+ \rightarrow 10Ca^{2+} + 6(HPO_4)^{2-} + 2H_2O$$

（ハイドロキシアパタイト結晶）　（酸）　（カルシウム）　（水）

きゃ〜！　ハイドロキシアパタイト結晶が酸と反応してお水になってる！（真っ青）

追い打ちをかけるようですが、この化学反応は、原子が足りないところにだけ起きる

Q4　むし歯を防ぐカギ“エナメル質”の強化法とは？
—歯の性質と化学式?!—

のではありません。実は、完全なものを含む、すべてのハイドロキシアパタイト結晶に起こる普遍的な化学反応です（キッパリ）

本当ですか?!（がく然）

原子が足りなかったり、原子が置き換わっている結晶のほうが反応しやすい傾向はありますが、そもそもエナメル質のハイドロキシアパタイト結晶は、構造中に水酸基をもっていますので、酸と出会うと、例外なく先ほどの化学反応を起こして溶解してしまうんです。

そんな！　エナメル質は、酸で溶けるモビルスーツなんですか？　それじゃ、戦えません！　むし歯になるはずです！

がっかりしないでください。世界中の歯科医師、歯科医学者が研究した結果、この化学的弱点を改善する方法が解明されつつあります。

そんなことができるんですか？

ここに、これまでの研究成果が書かれた3枚のカードがあります。

第一のカード…「エナメル質は生体の一部だが、高度に結晶化した特殊な組織である」

第二のカード…「エナメル質の主成分は、反応性の高い、ハイドロキシアパタイト結晶で、天然の水溶液ともいうべき唾液に常時浸された環境下に存在している」

第三のカード…「エナメル質最表面のハイドロキシアパタイト結晶は、唾液中の原子と、常時活発なイオン交換を行っている」

この3つのカードに、あるキーワードを加えれば、エナメル質を「酸に溶けにくくする方法」が浮かび上がってきますよ。

本当ですか！　今すぐ、そのキーワードを教えてください！

わかりました。早いほうがいいですね。キーワードはF^-（フッ化物イオン）です。エナメル質のハイドロキシアパタイト結晶にF^-を作用させると、つぎのような化学式が成立します。

① $Ca_{10}(PO_4)_6(OH)_2$（ハイドロキシアパタイト）　＋　$2F^-$（フッ化物イオン）　→　$Ca_{10}(PO_4)_6F^{2+}$（フルオロアパタイト）　＋　$2(OH^-)$

② $Ca_{10}(PO_4)_6(OH)_2$（ハイドロキシアパタイト）　＋　$(F^-)_x$（フッ化物イオン）　→　$Ca_8(PO_4)_6F_x(OH)^{2-}$（ハイドロキシフルオロアパタイト）

む、難しい（滝汗）。私には、チンプンカンプンです（ため息）

2つの化学式をよ〜く見てください。どちらも作用後の構造式は、F^-を取り込んでい

Q４　むし歯を防ぐカギ“エナメル質”の強化法とは？

—歯の性質と化学式?!—

るでしょう？　これは、エナメル質のハイドロキシアパタイト結晶が、F^-と反応して、フルオロアパタイト結晶やハイドロキシフルオロアパタイト結晶に変化することを示しています。ハイドロキシアパタイト結晶とフルオロアパタイト結晶は、どちらも結晶学的には同族（六方晶系）で、同じような構造をしていますが、その安定性には大きな違いがあります。ハイドロキシアパタイト結晶が、反応性の高い不安定な結晶体であるのに対して、強い結合力をもつF^-を結晶構造の中に取り込んでいるフルオロアパタイト結晶やハイドロキシフルオロアパタイト結晶は、化学的にきわめて安定しており、H^+（酸）をはじめとする他の原子のイオンと反応しにくくなります。

反応しにくいということは……　酸に溶けにくいということですか？

そのとおりです。F^-を取り込むと、エナメル質のハイドロキシアパタイト結晶は安定し、その溶解性は大きく減少します（結晶性の向上と抗酸性の獲得）。それだけではありません。F^-が唾液中に存在すると、カルシウムが溶け出しにくく、また、いったん溶け出したカルシウムがエナメル質に戻りやすいことがわかってきています（脱灰の抑制・再石灰化促進効果）。さらに、F^-には、酸を産生する細菌に対する抗菌作用や、酵素阻害作用があること、根面う蝕（歯の根っこの部分にできるむし歯）の予防にも有効なことが明らかになってきているんですよ。

心配なこと全部に効果がありそう（笑）。あれ？　でも、肝心のF^-は、どこにあるんでしょうか?

あなたの家の洗面台にある確率が高いですよ(笑)。地球上には100前後の天然元素が存在しますが、F^-は、そのなかで13番めに多い元素です。F^-は、根源的にはマグマに由来する物質で、海水や土中など地球上のあらゆるもの、食べ物に含まれており、先進諸国では栄養素の1つであるとされています。ただし、食物に含まれている量は微量ですので、歯のエナメル質を改善するためには、適量のF^-を含んだ身近な日用品、「歯みがき剤」を上手に使いこなす知識と工夫が必要になります。

どうすればいいんでしょう?

この設問の前半で、エナメル質は、唾液との間で活発にイオン交換をしていて、ハイドロキシアパタイト結晶の原子が、唾液中の他の原子と置き換わってしまっていることは珍しくない、とお話ししたことを思い出してください。歯みがきをした後、唾液中に適量のF^-があれば……

!

唾液の中に適量のF^-が存在すると、エナメル質のハイドロキシアパタイト結晶はイオン交換によってみずから結晶中にF^-を取り込み、フルオロアパタイト結晶やハイドロキシフルオロアパタイト結晶に変化していくと考えられています。それによって、不安定だった結晶構造は安定し、エナメル質は強い抗酸性を獲得します。生体が行っ

Ｑ４　むし歯を防ぐカギ“エナメル質”の強化法とは？

—歯の性質と化学式？!—

ているイオン交換によって、エナメル質を構成するハイドロキシアパタイト結晶の中に、F^-をゆっくりと少しずつ取り込ませ、酸に対する抵抗力をもつ結晶に改善できるのです。

エナメル質がイオン交換をしていることを巧みに利用して、結晶構造そのものを改善するんですか！　想像もつきませんでした。歯医者さんの知識って、すごいですね！（尊敬）

つぎのＱ５で、F^-をエナメル質に作用させる簡単で効果的な使い方を紹介しています。いつもの歯みがきに、ちょっとした工夫をするだけですから、ぜひ参考になさってください。

（Ｑ５を読んで）えっ、こんな簡単な方法でいいんですか?!　これなら、できそうです！　お店で売っている普通の歯みがき剤なら、私にも買えますし。

むし歯は、さまざまな原因で発症しますが、歯の性質、とくに歯の化学的弱点にも、一因があることは意外に知られていません。Ｑ４とＱ５を読んで、それから、身近な歯みがき剤を使って、歯のモビルスーツ「エナメル質」をあなた自身の手でより強くしてください。

わかりました。ありがとうございます！

Q5 効果的な歯みがき剤の選び方・使い方を知りたい！

どんな歯みがき剤を使ったらいいのか、いろいろありすぎて迷っています。

歯みがき剤にはさまざまな効果があります。あなたはどんな効果がある歯みがき剤を使いたいですか？

私は、むし歯になりやすいので、歯みがき剤にむし歯を予防する効果があるとうれしいです。でも、歯みがき剤って、単なる洗浄補助剤ですよね？　むし歯を予防する効果があるというコマーシャルは気休めだとあきらめています。

違います（キッパリ）。歯みがき剤の効能を理解して、目的にあったものを選べば、むし歯をかなり予防できることが科学的に証明されています。歯みがき剤は、単なる洗浄補助剤ではなく、むし歯を予防するもっとも身近な医薬部外品なんですよ。

本当ですか?!

本当です（断言）。歯みがき剤の選び方と使い方のコツを理解して実行すれば、むし歯になるリスクを大幅に低くできます。

そういえば、「歯医者さんや歯科衛生士さんは、知識があるので、むし歯にならない」と聞きました。ぜひ専門家の知識を教えてください。

わかりました。詳しい理論や根拠は別項に譲って、ここでは、本当に必要不可欠なことだけをお話します【「フッ化物応用による歯科疾患の予防技術評価に関する総合的研究」（厚生労働科学研究）に基づく、歯みがき剤の選び方と使い方】。歯みがき剤でむし歯を予防したいのでしたら、まず、歯みがき剤のチューブや外箱の成分表示欄をチェックして、

１　医薬部外品の表示があるものを選ぶ

２　成分表示の薬用成分の欄に、つぎの３つのいずれかの表示があるものを選ぶ

・「モノフルオロリン酸ナトリウム」(MFP)(Na_2PO_3F)(Sodium monofluorophosphate)

・「フッ化ナトリウム」(NaF)(Sodium fluoride)

・「フッ化第一スズ」(SnF_2)(Stannous fluoride)

ようにしてください。

フッ・・・　ちょっと覚えられません（苦笑）

これら3つの成分は「フッ化物（フッ素と他の元素との化合物）」と総称されています。歯みがき剤にむし歯を予防する効果を期待するなら、必ず「フッ化物」が配合されているものを選んでください。覚えられない方のために、表紙の帯に簡単な一覧表をつけておきますから、利用しましょう。

ありがとうございます。持参して店頭で確認させていただきます。ところで、３つの

「フッ化物」のうち、どれが一番むし歯予防の効果が高いんですか？

細かい違いはありますが、むし歯予防の効果はそれほど変わりません。

わかりました。まず、この3つのいずれかが含まれている歯みがき剤を選ぶことですね。気になるのが、お値段ですが、やっぱりお高いんでしょうか？

データによると、2008年現在、日本の市場で販売されている歯みがき剤の89％に3つの「フッ化物」のいずれかが含まれていますので、お値段の心配をする必要はないでしょう。

えっ！　ほぼ9割の歯みがき剤に含まれているんですか？　では、普通のドラッグストアやスーパーでも購入できるんですか？

もちろんです。ごく普通に市販されていますし、特売になっていることもよくありますよ（笑）

助かります！（喜）。これまで歯みがき剤の成分表示を確認して買ったことはありませんでしたが、これからは、必ず確認します！

欧米先進諸国では、歯みがき剤は歯みがきの補助剤ではなく、むしろ「むし歯の予防剤」だと考えられるようになってきています。繰り返しになりますが、歯みがき剤にむし歯の予防効果を期待するなら、必ず3つの「フッ化物」のいずれかが配合された歯みがき剤を選んでください。

わかりました！　今から買いに行きます！

ちょっと待って！　「フッ化物」配合の歯みがき剤を選んだだけでは、十分ではありません。歯みがき剤の使い方について考えたことがありますか？

えっ？　歯みがき剤の使い方って、歯ブラシにつけるだけじゃないですか？

違います（キッパリ）。フッ化物配合の歯みがき剤を「むし歯の予防剤」として使おうと思うのなら、今までとは違った使い方をする必要があります。

どんな使い方をすればいいんですか？

少し専門的になりますが、フッ化物配合の歯みがき剤のむし歯予防のメカニズムは、歯みがき終了後に歯面、歯垢、粘膜、唾液などの口腔内に保持された、フッ化物イオンによる再石灰化と酸産生抑制効果にあるといわれています。

え……　ちょっと、よくわかりません。

要するに、歯みがき後、フッ化物イオンが、お口の中にとどまっていることが、むし歯予防に効果的だという意味ですが、このメカニズムは世界中の歯科医学者が何十年もかかって解明したものです。すぐ理解できなくて当たり前ですので、きちんとした科学的根拠があるとだけ覚えておいていただければよいと思います。それよりも、大切なのは、どんな使い方をすれば効果的かをマスターすることですよ。

研究の成果だけをいただいてよいということですね。ありがとうございます（笑）。

具体的には、どうすればいいんですか？

ポイントは歯みがきの際の「うがいのしかたを変える」ことです。具体的には、つぎのとおりです。

1　歯ブラシに年齢に応じた量の歯みがき剤〔6か月（歯の萌出）～2歳→切った爪程度の少量、3～5歳→5㎜以下、6～14歳→1㎝程度、15歳以上→2㎝程度〕をつける。
2　みがく前に、歯みがき剤を歯面全体に広げる。
3　2～3分間、歯みがき剤による泡立ちを保つような歯みがきをする。
4　歯みがき剤を吐き出す。
5　10～15mlの水を口に含む。
6　5秒間ブクブクうがいをする。
7　吐き出す。
8　その後、1～2時間は飲食をしないことが望ましい。

えっ?!　10ml程度の水で1回しかうがいをしないなんて、気持ちが悪いです。歯みがきで、歯に挟まった食べ物や汚れを落とした後は、しっかりお口をゆすいで、さっぱりしたいです。

確かに、これは、歯みがき剤のフッ化物イオンをお口の中にとどめるための歯みがき方法ですので、歯みがきをした気がしないと思われる方もいらっしゃるかもしれません。そういう方は、ダブルブラッシングをすると効果的です。

ダブルブラッシングなら、うちのコ（トイプードル）にいつもやっていますけど……何か、特別な方法なんですか？

いいえ、ダブルブラッシング法といっても、特別なことをするわけではありません。ひと言でいうと、「いつもどおりの歯みがきをしてから、前述の歯みがきをする」のが、ダブルブラッシング法です。

1度に2回も歯みがきをするんですか？　ちょっと、大変……

最初の歯みがきで清掃は済んでいますから、2回めのブラッシングは短縮してよいでしょう。2回めは歯をみがく必要はありません。適量の歯みがき剤をブラシに取り、30秒程度で歯面に延ばし、その後、軽くすすげばOKです。

なんだか、シャンプー、リンスみたい。

最初にお口をしっかり清掃して、きれいになったところに、歯みがき剤を使った「むし歯予防効果のあるお口のリンス」をするとお考えいただくとよいかもしれませんね。

それなら、気軽に試せそうですね。

試すだけでなく、ぜひ習慣にしてください。

わかりました！　それにしても、毎日3回も使っているのに、これまで、歯みがき剤の選び方や使い方について考えたことや、教えてもらったことはありませんでした。歯みがき剤を上手に使えば、むし歯の予防に効果があるんですね！　家族にも教えないと！

21世紀に入って、世界中でむし歯が激減してきていますが、その最大の功労者は、フッ化物配合の歯みがき剤であるといわれています。日本でも1998年を境に、一気にフッ化物配合の歯みがき剤が増えました。厚生労働省の歯科疾患実態調査によると、12歳児のむし歯になったことのある歯の本数は、1987年に4・9であったのが、フッ化物配合歯みがき剤の普及とともに、1993年には3・7、1999年には2・4と減少し続け、2005年には1・7にまで減っています。海外では、フッ化物配合歯みがき剤の普及拡大から、5年ほど遅れてむし歯が激減するという共通の現象が示されています。

最近、むし歯がほとんどない子どもがめずらしくなってきましたね。それにしても、1998年を境に急激に市場にフッ化物配合の歯みがき剤が増えたのはどうしてでしょうか？

1995年に、日本口腔衛生学会総会・自由集会において「札幌宣言」が採択されました。そのなかの「〝すべての歯みがき剤にフッ化物を配合していただきたい〟という旨の要望書を日本歯磨工業会に提出する」ことが実行されたのが、ひとつの契機になったかもしれません。

そうだったんですか！　むし歯が激減したのは、歯科医師の先生方と歯みがき剤製造業者の皆さんのご尽力のおかげでもあったんですね（感謝）。まったく知りませんでした。歯みがき剤でむし歯が予防できるなんて、コマーシャルだと思っていましたので、すごく得をした気分です。どうして、こんないいお話を誰も教えてくれなかったんでしょうか？

私たちの使命は歯を守ることです。治療だけでなく、むし歯の予防方法に関する情報提供にも力を入れているのですが、なかなか患者さんに届かないんですよ（苦笑）。身近にも、むし歯の予防に力を入れている先生がいらっしゃると思いますので、専門家の直接指導を受けられると、さらに効果が上がると思います。

わかりました！　ありがとうございます！

コーヒーブレイク① フッ化物配合歯みがき剤のむし歯予防効果

フッ化物配合の歯みがき剤で、どの程度むし歯を予防できるんでしょうか？

１～３年の臨床試験では、約 20 ～ 30％のむし歯抑制率を示しています。

えっ ?!　100％むし歯を予防できるわけではないんですか？

フッ化物配合歯みがき剤を利用したむし歯予防は、エナメル質のイオン交換などを利用して、少しずつ歯の表面を改善していく方法ですので、効果が穏やかなんですよ。

70 ～ 80％の効果ですとヤル気が出るんですが、それほどでもないんですね。

医学的な見地からすると、20 ～ 30％の効果があるということは、実は大変なことなんですよ。大人の永久歯を 30 本と考えて、その 30％は９本です。フッ化物を配合した歯みがき剤の効果で、９本もの歯がむし歯にならないで済んだ可能性があるわけです。

日本全体に換算すると、９本×ほぼ１億人で……　９億本！(驚)

予防効果が 100％でないなら、やっても仕方がないとか、20 ～ 30％程度の効果しかないなら、意味がないと考えるのは間違いです。永久歯は 30 本程度しかありませんし、生え変わることもありません。もし、フッ化物配合の歯みがき剤を使うことで、そのうちの何本かでもむし歯にしないで済んだのなら、大変な効果があったと考えるべきでしょう。

確かにそうですね (反省)

フッ化物配合の歯みがき剤によるむし歯予防の効果は、予防接種などとは異なります。一度使えば抗体ができて、生涯むし歯にならないというものでもありません。歯の表面を毎日少しずつ改善して強くしていく、穏やかな方法です。予防効果は 20 ～ 30％であっても、積み重ねていくことで、すばらしい効果を生み出します。ぜひコツコツ続けてください。

なんだか積み立て貯金みたい (笑)。20 ～ 30％おそるべしですね。わかりました！　毎日少しずつ努力するのは、好きなほうです。なんだか急に、歯みがきがしたくなってきました！

今どき、ひと口 300 円程度から始められて、20 ～ 30％の利回りのファンドはなかなかありませんよ (笑)。今から始めて、すばらしい“歯産”を残してください。

Q 6

〝むし歯予防の生活習慣〟その基本は？
—決定版　むし歯予防の基礎知識—

知人はむし歯になったことがないそうです。私は生まれつきむし歯になりやすいのであきらめていますが、本当にうらやましいです。

簡単な知識があれば、むし歯は予防できるんですよ。むし歯予防の先進国スウェーデンでは、小さな頃から正しい知識に基づいて個々のケアが定着していますので、９割近くの人はむし歯ゼロか、ほんのわずかしかできません。

本当ですか！　そういえば、むし歯の予防方法をきちんと教わった経験はないですね。

最近は、日本でも、行政をあげて予防の取り組みが活発になってきていますが、なかなか定着しません。この機会に、簡単なむし歯予防の基礎知識をレクチャーしましょうか？

ぜひお願いします！

まず、具体的なお話をする前に、あなた自身のむし歯リスクを知る必要があります。

むし歯リスクって、どういうことですか？

簡単にいうと、むし歯のかかりやすさです。風邪でも引きやすい人と引きにくい人がいるように、むし歯もなりやすい人となりにくい人がいます。むし歯になりにくい人をローリスク、なりやすい人をハイリスクといいます。

私はハイリスクです。間違いありません！

正しい知識に基づいたケアを実行すれば、9割の人はローリスクですから、決めつけるのは早計ですよ。

本当ですか！　でも、ハイリスクかローリスクかなんて、本人にはわかりませんし、わかったとしても生まれつきでは治せませんから、意味がないと思うんですが、違うでしょうか？

専門的なう蝕（むし歯）リスク評価は、歯科医師が判定しますが、簡単な評価は、ご自分でもできますから、嘆く前に簡易リスク評価にトライしてみましょう。

自分でできるんですか？

できますよ。もっとも重要なリスク判定指標は、「現在のむし歯とすでに治療している歯の本数」ですので、まず自分のむし歯の数を数えてみてください。

数え切れません（がっくり）

当然本数が多いほどハイリスクといえますが、年齢も考慮する必要があります。10代ですでに数本でも治療跡があれば、リスクは高いといえますが、60代でほとんどの歯が残っていて、むし歯の治療跡が数本なら、ローリスクです。

歯は28本ありますが、治療跡は数え切れません。しかも、45歳という中途半端な年齢ですので、ローリスクなのかハイリスクなのかわかりません。

リスクの判定はむし歯のできる場所によっても変わります。たとえば、奥歯の咬み合わせの部分は元々局所的なリスクが高い場所ですし、かつての早期発見・早期治療が大切といわれた時代には、現在では経過観察でもよいようなむし歯でも、治療されることも多かったので、奥歯の咬み合わせだけにむし歯の治療がされているのでしたら、お口全体のリスクが高いとはいえません。それに比べて、歯と歯の間や歯ぐきとの境目付近のむし歯は複合的な要因に左右されるため、たとえ小さなむし歯でも数本あれば、ハイリスクと考えられます。

奥歯は中学生時代までに全部治療済みです。歯ぐきとの境目付近にも、ちょこちょこむし歯ができています（涙）

頬に面した側の歯ぐきとの境目にむし歯があったり、歯の表面に白濁がある場合でしたら、食生活や歯みがき習慣に原因があることが多いですので、生活習慣を改善すればハイリスクからローリスクに変化させることもできます。

リスクを変化させられるんですか？

リスクは生涯変化し続けます。フッ化物の使用や食生活の変化、歯みがき習慣、ストレスの度合いなどに応じて、ローリスクだった人がハイリスクになったり、ハイリスクだった人がローリスクになったりしますから、今、ハイリスクの場合でも、あきらめることはありません。反対に今ローリスクであっても、状況の変化でハイリスクになることもありますから、油断は禁物です。

本当ですか！　リスクは生まれつきのもので、変えられないと勘違いしていました。工夫しだいでむし歯のリスクを変えることができるなら、判定結果に一喜一憂することはないですね。

そのとおりです！　変えられないリスクもありますが、変化するリスクもあります。ローリスク判定に安心して歯みがきをやめれば、途端にハイリスクに転落しますし、反対にハイリスクだと判定されても、予防計画を立て、ウィークポイントを改善するように努めれば、ローリスクに変わることもあります。

結果がどちらであっても、これからに役立てればいいんですね。ちなみに、下の前歯の一部にむし歯がある場合は、ハイリスクでしょうか？

下の前歯のすべての面や下の奥歯の内側（舌の側の面）は、むし歯のできにくいところですので、もし、この部位に数本でもむし歯の治療跡があれば、かなりのハイリスクと考えられます。

下の前歯に1本だけ詰めた跡があります。どこもかしこも中途半端で判定しづらいです（苦笑）

全体的なハイリスクの判定基準は、

・むし歯の治療跡や初期むし歯の数が同世代より多い
・炭水化物、とくに砂糖の摂取量が多い
・飲食回数、とくに間食の回数が多い
・歯みがきの回数が少なく、みがき残しが多い
・フッ化物を使用していない
・唾液の量が少ない
・お口の中に影響がある全身疾患や飲み薬を服用している（たとえば、一部の高血圧症の薬やアレルギーの薬）
・仕事や学校の関係で生活が不規則
・お口の健康に関心がない

などです。これらの基準でハイリスクと判定されたら、場合によっては、さらに専門家によって、飲食の詳しい記録や唾液の酸を中和する能力、細菌の数を調べ、参考にします。

うーん、半分くらいは該当しているような気がします。

ハイリスクとローリスクの中間くらいのような気がするということですね。それでは、まずローリスクの場合の具体的なむし歯予防の方法から実行されるとよいでしょう。

はい！

むし歯リスクが低い場合には、

・1日2、3回の歯みがき
・歯みがき時にフッ化物配合の歯みがき剤または洗口剤の使用
・間食を減らし、規則正しい食生活
・年に1、2回の歯科医院受診

を実行することで、むし歯を効果的に予防できます。

えー！　私が毎日やっていることばかりです！　毎食後歯をみがいていますし、フッ化物配合の歯みがき剤を使っています。間食はしませんし、規則正しくお腹がすきますので、1日3回決まった時間に食事をしています。

それに、正しい予防の概念を理解している歯科医院への受診を加えると、ほぼ完璧ですね（笑）

は、はい（苦笑）

とくに難しいことではありませんが、予防の概念が定着していない日本では、ご自身の習慣化がなされるまで、歯科医師や歯科衛生士など、専門家のアドバイスを受けながら、以下のことに注意をされると、さらに効果が上がります。

どんなことに注意すればいいんですか？

まず、歯みがきは正しい方法を教わり、ちゃんとプラーク（歯垢）が落ちているかを確認してもらってください。それから、フッ化物配合の歯みがき剤を使っている場合は、なるべくお口の中に長時間フッ化物が留まるようにしましょう。

どうしてですか？

フッ化物は、お口の中に留まっている時間が長いほど有効性を発揮します。歯みがきの後、あまり口をゆすがないようにしたり、口をゆすいだ後に歯みがき剤を歯に塗り付けたりするなどをして、お口の中に少し残っているくらいがいいですね。

今朝も思いっきりゆすいでしまいました（がっかり）

いつもの習慣を少し変えるだけで、効果が上がりますので、意識して少しずつ取り入れるとよいでしょう。それから、食生活で一番問題なのは、間食の回数だといわれていますので、甘い物がほしいときは、間食としてのおやつではなく食後のデザートにするなどの工夫をしましょう。

ドリンク類なら大丈夫ですか？

スポーツドリンクや缶コーヒーなど、思いがけないものにも糖分が含まれています。間食にカウントされない飲み物は、糖分の含まれていないお水やそれに準じるものに限られますから、注意してください。

わかりました。頑張ってみます。ところで、「正しい予防の概念を理解している歯科医院を受診する」、これが一番大変そうですが（苦笑）

歯科医院を定期的に受診する重要な目的は、クリーニングやむし歯の早期治療ではありません。私なりに定期健診の際の重要度の順位をつけてみますので、参考にしてください。

1　むし歯に対する正しい知識を身につける。
2　患者さん自身の予防に対する関心や意識を高める。
3　今までの家庭でのケアが正しくできているかチェックしてもらい、今後のアドバイスを受ける。
4　経過観察のむし歯があれば、進行状況をチェックしてもらう。
5　濃度の高いフッ化物の塗布を受ける。
6　必要があれば、スケーリング（歯石除去）やむし歯の治療を受ける。

ローリスクの場合には、神経質に考えず、習慣化して長く定着させることが大切です。

ハイリスクの場合にはどうしたらいいんでしょうか？

ハイリスクの方は、前述の一般的な予防に加えて個々のリスクに応じた予防計画をオーダーメイドでつくっていきます。専門的なう蝕リスク評価で得られた情報を元に、どこに弱点があるのか見極めて、それを改善する以下のような計画を立てます。

・毎食後5分以内に歯みがきをしてプラークを徹底的に落とせるように練習し、専門家によるチェックを受ける。

Ｑ６　“むし歯予防の生活習慣” その基本は？
—決定版　むし歯予防の基礎知識—

・歯みがきごとにフッ化物を利用し、食間と就寝前にもフッ化物洗口を実行する。
・1週間の食事記録をとり、砂糖を含む間食をゼロにするとともに、全体の砂糖摂取量を減らす。
・砂糖を使用していない、代用甘味料（マルチトールやソルビトール、キシリトールなど）のガムやあめなどで唾液の量を増やすように心がける。
・年に3、4回歯科医院を受診する。

これらのことを習慣化し、定着させていくことが大切です。

ローリスクに比べると、かなりハードルが高いように感じます。

すべてを実行することは不可能ですが、何ができていて何ができていないのか、明確にしておくとよいでしょう。

でも、よく読んでみると、特別な手術や治療が必要というわけではなく、自分の工夫で何とかできそうなことばかりですね。

予防の主役は歯科医師でも歯科衛生士でもありません。あなた自身です。あなたの歯を守れるのはあなただけであることを忘れないで、私たち専門家を上手に利用してください。

わかりました！　教えていただいたむし歯予防法をさっそく取り入れてみます。ありがとうございました！

Q7 〝定期健診〟保険と保険外でどう違う？

小学校の同窓会に行ったら、歯がほとんど残っている人が結構いたのでビックリしました。同い年のはずですから、みんな65歳です。

「年を取れば入れ歯になるのが当たり前」と考えられていた時代もありましたが、現在は違います。歯を長持ちさせている人がどんどん増えているんです。

〔参考　厚生労働省「平成17年歯科疾患実態調査」によると、80歳以上で20本以上歯が残っている人の割合（推定値）は24・1％で、平成5年の10・9％、平成11年の15・3％よりも増加している。〕

本当ですね（喜）。私も頑張らないと！　ところで、歯を失っていない人から「自分は定期健診を欠かしたことがない」と教わったんですが、定期健診って、歯医者さんで機械か何かを使って歯をきれいにしてもらうことですか？

歯科医院で国家試験に合格した有資格者（歯科医師と歯科衛生士）がブラシ、研磨剤、超音波、フロスなどを使って歯面を清掃し、日常の歯みがきでは取り切れない歯垢や歯石、着色を除去することをＰＭＴＣ（Professional Mechanical Tooth Cleaning の頭文字）といいます。直訳すると「機械的専門的歯面清掃」という意味です。

専門家が機械で歯をクリーニングする、ということですか？

そうです。ＰＭＴＣはお掃除の一種です。内容や方法が特定されているわけではありません。ＰＭＴＣは、自由診療の一部に取り入れられていることもありますが、ＰＭＴＣイコール定期健診ではありません。

では、定期健診って何をするんですか？　同級生は「自分は定期健診を続けているから歯には自信がある」といっていました。同い年なのに……　うらやましかったです。

おそらく、とてもいい歯医者さんをかかりつけにされているのでしょう。健康保険でも保健事業はありますが、とくに定期健診という診療項目はありませんから、定期健診の具体的な内容は担当の歯科医師の判断にまかされています。その方は、「定期的にかかりつけの歯科医師にお口の状態をチェックしてもらっている」とお考えになると近いかもしれませんね。

なるほど。先生の歯科医院でも定期健診をなさっておられますか？

歯科医師によって考え方はさまざまですから、ひとつの参考として聞いてください。私の場合、治療箇所を探して・削って・終わりという定期健診は行っていません。

えっ！　定期健診をなさっていないんですか？

私は、治療をしないための定期的なチェックをご提案しています。当院では、予防プログラムとよんでいるんですよ。予防プログラムは、保険診療の範囲内のものと、自由診療によるものの二通りをご用意しています。予約の取り方はどちらも同じで、電話やメールで結構です。

予約するときにどちらかに決めなくてもいいんですか？

いきなり決めるのは、迷うでしょう。ご来院になってから、決めていただいて構いません。

では、保険診療の範囲内での予防プログラムから教えてください。

残念なことですが、健康保険は病気の発見と治療のための制度ですので、予防のための利用は認められていません。

そんな！　保険診療の範囲内での予防プログラムがあると、おっしゃられたばかりではないですか！

病気をチェックするのは保険診療の範囲内で可能ですから、安心してください。

血の気が引きました（笑）

保険診療は病気の発見・治療が目的ですので、その目的に沿った通常の問診票に所定事項を記入していただきます。続いて、実際の診察に入り、「むし歯はないか、歯石はついていないか、腫れなどはないか」など、病気の発見にポイントをおいた視診やレントゲン撮影などを行います。

むし歯と歯周病だけではなく、口臭などもちょっと気になります。

診察のとき、お話の時間をとりますので、心配なことは何でもお話ください。

気になっていることをお伺いしていいんですか？

ええ。口臭が心配とか、できるだけ歯を削りたくないとか……

止まらなくなりそう（笑）

ここで患者さんのご希望を伺って、保険診療の範囲内の診察を続けるかどうかを決めていただきます。

私は、まず保険診療の範囲内でお願いしたいです。

わかりました。保険診療の範囲内での予防プログラムの初回は、大体ここまでです。所要時間は15～30分、金額は2千円前後です（医療費の3割自己負担の方の場合）。

「ざっと見ていただいた」という感じですね。

お困りの点について必要な応急処置はできます。とくに急ぐ問題がなければ、これで終了しますが、ご希望があれば、その後引き続いて、あるいは再度ご来院いただき、歯周病検査や簡単な歯石除去、むし歯の処置などを行います。

すべて保険診療の範囲内でお願いできますか？

あらかじめ、「保険診療の範囲内で」とご希望の場合は、その範囲内でできることをご提案しますので、ご安心ください。

金額的には、どの程度を考えておけばよいでしょうか？

それは、患者さんのお口の中の状態しだいですが、保険診療の範囲内であれば、数千円以内で収まるはずです。

では、自由診療の予防プログラムについても教えていただけますか？

この予防プログラムは「病気発見のため」ではなく「病気にしないため」のものです。つまり「一生歯を抜かない・削らない・一生歯を残す」ための健診です。ですので、問診票の書式や診察の内容が保険診療のプログラムとは違います。

どう違うんでしょうか？

自由診療の予防プログラムは「口腔、さらには心身の総合的な健康を守る」ことを目標にしています。問診の段階から患者さんのご希望や悩み、歯科知識の深さ、口と身体の関係、歯科医師や歯科医院へのリクエストなどを聞くことを重視しています。

また止まらなくなりそう（笑）

自由診療の予防プログラムのポイントは、「現在の健康状態を調べて知らせる」「将来のリスクを調べる」「これからの見通しについて知らせる」こと、そして、そこから「歯を残すための具体的なプランを提案する」ところにあります。ですから、みがき残しの検査や唾液の検査、むし歯菌の検査、歯ぐきの状態の検査、口臭の検査など、検査する項目も多くなりますし、カウンセリングや歯みがき指導など、健康保険ではカバーしきれない、詳しいアドバイスを提供します。

なるほど、ていねいに診ていただけそうですね。

歯を残すためには、患者さん自身が「一生歯を残す」というはっきりした目標をもつことがもっとも大切です。私たちはそのためのお手伝いをさせていただく専門知識と技術をもったスタッフであって、患者さんと歯科医師、そして、歯科衛生士、歯科助手は「歯を残す」という同じ目標を共有するチームメイトであるとお考えください。もっとも大切なのは、患者さん自身がお口の健康を守る方法や病気になった場合の正しい治療の受け方について、学び習得することです。歯を長持ちさせるためには、基本的な歯みがき指導と練習、簡単な歯のクリーニング、歯並びと咬み合わせの検査など、地道な積み重ね作業を根気よく続けることがもっとも効果的です。予防プログラムでは、歯みがき法を身につけるトレーニング、専門家による徹底的なクリーニングとともに、ためになる説明とやる気が出るお話をして、患者さん自身に、たとえ通院できないことがあっても簡単には病気にならないような実力を会得していただきます。いわば、患者さん自身が自立できるように応援するプログラムです。

えっ？　早期発見・早期治療ではないんですか？

歯科医療で大切なのは、作業よりも、むしろ対話です。歯を削ること＝治療と勘違いしている方も少なくありませんが、歯科疾患は非常に緩慢な経過をたどることが多い疾患です。後始末を急いだり、歯を削ることを繰り返したりするのではなく、まず現状を把握し、治療のメリットとデメリットを十分検討したうえで、どうすれば削らないでお口の健康を守れるかを考えることが、歯を長持ちさせるポイントです。

自由診療の予防プログラムでは、治療はなさらないんですか?!

予防プログラムには歯を削ったり詰めものをやり替えたりする処置は含まれません。

そうですか！（ホッ）。悩みや希望をお話しできるのはうれしいですし、簡単な歯のクリーニングがあるのも魅力ですが、お支払いはどうなりますか？

自由診療での予防プログラムは、「口腔の健康状態を維持する」のが目的ですので、健康保険の対象にはなりません。当院では1万円程度の料金設定をしています。

お時間はどのくらいかかりますか？

1時間程度、予定しておいてくださるようお願いしています。

妻がちょっといい美容院にかかるときの費用くらいですかね。何となく、アウトラインがわかってきました。ところで、自由診療での予防プログラムって、お値段に見合う効果はあるんでしょうか？

当院には、50代で歯の治療を終了してから、予防プログラムに移って30年間新しいむし歯ができていない患者さんや、89歳で29本歯が残っている患者さんがいます。

うらやましい！　でも、89歳で29本も歯が残っているのは、もともと歯が丈夫な方だからではないですか？

いいえ、35年前の初診時には、進行した歯周病とむし歯があった方ですよ。

本当ですか！　それにしても35年間も同じ先生にかかっておられるなんて、まさに理想のカップルですね。私も頑張ってみようかな（笑）。ところで、おおよそどのくらいの頻度でお願いすればいいんでしょうか？

自由診療の予防プログラムはお口の健康を守ることが目的です。ですから、患者さんのリスクの度合いや健康状態によって、このくらい空けても病気にならないだろうという期間を見通して間隔を定めていきます。

毎月受けなくてもいいんですね（ホッ）

私は、検査結果の数字を基準にして患者さんと相談しながら間隔を決めています。検査の数字やセルフケアの成績表をみて、初めは1か月に1回くらい、安定すればリスクの高い人で3か月に1回、検査結果やセルフケアの成績表が安全ならば、半年から1年に1回くらいです。

1年に1回なら、何とかなりそうですが……

定期的に通院していると通常は状態がよくなり、間隔が空いてきても大丈夫になります。しかし、何年も異常なく過ぎても、その後の検査でリスクが高まってきた場合には間隔を縮めます。惰性であるいは誰にでも同じ通院期間を定めることはありません。

なるほど。そうすると、予防プログラムがうまくいっていれば、新しくむし歯ができたり、歯周病が進行したりすることはほとんどないと考えていいのでしょうか？

そのとおりです。ごく稀に例外もありますが、予防プログラムが有効に機能していれば、むし歯が新しくできることなどふつうは考えられません。歯周病もふつうは進行を抑えられます。もし自由診療であったとしても、予防のためと称するものを定期的に受診しているのに、新しくむし歯ができたり、歯周病がひどくなったりするのでしたら、それは「残念ですが、あなたには効果がない」ということです。

定期健診のたびに新しく悪いところが見つかる、というのは……

「その定期健診では、お口の健康が守られなかった」という、証拠でしょうか。

そんな！（笑）。まず治療が必要かどうか、保険診療の範囲の予防プログラムでチェックして、それから、自由診療の予防プログラムに移行することもできますか？

もちろんできます。歯を残すという理念に忠実であれば、保険診療だから歯を削るとか歯を抜くということにはなりません。ただ、健康保険は起きてしまった病気の発見と治療のための制度ですから、できることには限りがあります。繰り返しになりますが、定期的なチェックを受けさえすれば、歯が残せるというわけではありません。たとえば、保険診療は全国一律ですから、保険の範囲内でのチェックは、ほぼ同じ内容になるはずですが、患者さんのお口の状態や、担当歯科医師の理念によって、内容はもちろん、結果も大きく変わることがありえます。自由診療での定期健診も千差万別です。高額であればいいというものでもありません。

定期的に健診を受ければいいというものでもなく、自由診療でお金をかければいいというわけでもないとすると、結局のところ、どうしたらいいんでしょう？

まずは、信頼できるかかりつけの先生を見つけてください。歯科医院の診療形態や金額よりも、その先生がどのような理念で診療されているかに着目することがポイントです。名医を探すことが流行っていますが、悪くなってから名医になんとかしてもらうより、信頼できるかかりつけの先生と、ふだんから歯の健康を維持していくほうがずっと幸せなように思いますが。

おっしゃるとおりです（笑）。私の場合は「患者さんの歯を長持ちさせよう」という理念をおもちの先生にお願いすればいいんですね。

理念だけでは結果は残せませんから、実績を調べてみることも重要ですよ。実際に患者さんの歯を長持ちさせている先生ならば、保険診療か自由診療かにかかわらず、必ず正しい理念をもち、よい提案をされているはずです。

なるほど。でも、実際に患者さんの歯を長持ちさせている先生かどうかなんて、調べようがありません。どうやって探せばいいんですか？

たとえば、同窓会などで、お友だちのお口の中を見せてもらうとか（笑）

！！！

Q8 むし歯なのに「今治療は必要ない」といわれたけど大丈夫？ ―ミニマルインターベンションの考え方―

お餅を食べていたら、奥歯の金属の詰めもの（インレー）が外れてしまいました。かかりつけの先生に再治療をお願いしたところ、外れた金属の詰めものを再装着されました。一度外れたものを付け直して大丈夫でしょうか？

金属の修復物は、歯につけた凹凸とセメントのはめ合わせ力でくっついています（Q11参照）。めったに外れませんが、食物の粘着力はあなどれません。問題のない修復物が、餅や飴、チューインガムなどの粘着力で外れてしまうことはありえます。

食べ物の粘着力で問題のない修復物が外れることもあるんですね（ホッ）。先生は「ミニマルインターベンションの考え方に従って、少し修理して再装着しましょう」といわれていましたが、どういう意味でしょうか？

ミニマルインターベンション（Minimal Intervention）は、「最小限の外科的侵襲」という意味で、2002年にFDI（国際歯科連盟）が、世界の歯科医師に向けて行った声明です。

先生向けなら、私たちには関係ないですね。

関係ありまくりですよ（笑）。ミニマルインターベンションは5つの原則から構成さ

Q８　むし歯なのに「今治療は必要ない」といわれたけど大丈夫？

―ミニマルインターベンションの考え方―

れていますが、その2はpatient《ペイシェント》 education《エデュケーション》、すなわち患者教育です。

えっ?!　私たちを教育するのは結構大変かも（苦笑）。何ひとつ知りませんし、勉強する余裕もありません。

う〜ん（笑）。患者さんが無理をする必要はありません。わからないことは、身近な専門家に遠慮なくおたずねください。

では……「最小限の外科的侵襲」という日本語の意味がわかりません。

確かに聞き慣れない言葉ですね。簡単にいうと「健康な歯をできるだけ削らない治療」という意味です。ミニマルインターベンションの考え方は、21世紀の歯科医療の根幹思想になる可能性がありますので、簡単にご説明しましょう。ミニマルインターベンションに関する最初の提言は、ＦＤＩのコミッションプロジェクトとして、２０００年にＦＤＩの学会誌「International Dental Journal」第50号に掲載されました。「歯科医療の概念は、う蝕（むし歯）の進行についての解明および接着修復材料の開発によって発展させられてきた。現在では、脱灰されていても窩洞《かどう》となっていないエナメル質および象牙質は治癒することが認められており、Black《ブラック》 GV博士が提唱したう蝕部位の予防拡大処置の見直しを提言する……」

できれば、ひと言でお願いします。

わかりました。ざっくりといいますと、「むし歯の進行度にあわせて、できるだけ歯を削らない治療法を選びましょう」という意味です。

なるほど。

さらに、２００２年10月の第90回ＦＤＩ総会において「ミニマルインターベンションによるう蝕管理の原則に関する公式声明」が新たに採択されました。それによると、ミニマルインターベンションは、つぎの5つの原則から構成されます。

1　口腔内細菌叢の改善 (modification of the oral flora)

2　患者教育 (patient education)

3　う窩を形成していない初期エナメル質および象牙質う蝕の再石灰化 (remineralisation of non-cavitated lesions of enamel and dentine)

4　う窩を形成した病変への最小限の外科的侵襲による修復処置 (minimal operative intervention of cavitated lesions)

5　修復物のリペア (repair of defective restorations)

こちらも簡潔に教えていただけると助かります。

わかりました。5つの原則のうち、1、2、3は、これまでの研究で得られた効果的なむし歯の予防方法と進行をおさえる方法を示したもので、ひと言でいうと「細菌の数をコントロールして口の中を清潔に保つ」「むし歯がなぜできるのか患者さんに教える」「穴のあいていないむし歯は削らずに積極的に再石灰化させよう」ということです。

4と5は、歯科材料の進化によってもたらされた新しい治療方法を推奨するもので「むし歯で穴があいてしまったところは、健康な歯をできるだけ削らないで接着を用いた治療をし、欠けたり、むし歯になったりした修復物は修理しよう」という意味です。

えっ?!　むし歯は早期発見、早期治療ですよね？　とくに、むし歯になりかかっているところは、早め、多めに削って進行を予防したほうがいいのではないですか？

世界中の歯科医師が研究・報告を重ねた結果、むし歯にもいろいろなケースがあり、穴のあいていない初期のむし歯であれば、適切なケアを続ければ進行を遅らせたり、再石灰化して元の状態に戻っていくことがわかってきました。このようなむし歯は、早め、多めに削って治療する必要はありません。もちろん、お口の中の状態によっては、積極的に削って詰めるという治療を選択しなければならないこともあります。

そういうことでしたか！（納得）

どうしたんですか？

実は、自分で小さなむし歯を見つけ、治療をお願いしたのですが、先生から「こんな小さなむし歯で歯を削ったらもったいない。何年も同じ状態なら、今治療する必要はない」といわれたんです。早期発見・早期治療がベストだと思い込んでいましたので、「むし歯の見落としを患者に指摘されて焦っているんだ」と勘違いしていました。

あらゆる分野でいえることですが、研究が進むと、これまで定説とされていたことより、効果的な方法が見つかることが少なくありません。歯科治療も同じです。以前は、穴があいていなくても、表面が軟化していれば早めに削って治療したほうがよい結果につながると考えられていました。しかし、患者さんのむし歯予防に対する意識も随分と向上した今では、歯を守ることによって一生自分の歯で食べられるようにすることが、豊かな人生を送るためにも大事ですね。

危うく、「怒りの転院」を敢行するところでした！

誤解がとけてよかったです。ところで、医学はつねに進歩していると思われていますが、人間の体は基本的に変わりません。ですので、いわゆる「医学の進歩」は、もっぱら考え方の変化や材料・技術の進化によってもたらされます。とくにむし歯の治療法は、材料の進歩によって大きく影響を受けますが、新しい材料を生み出す作業には、大変な努力と根気が必要で、革新的な進歩は100年に一度あるかないかです。

100年に一度しか進歩しないなら、私には、関係ないお話ですね。

気がついていないだけで、間違いなく〝関係あり〟ですよ（笑）

えっ？

長い間、歯科治療は、「修復物を付けるために歯を凹凸に削る」「修復物の修理は困難なので、総取り替えで対応する」しかありませんでした。「穴があいてしまったところは、残っている歯をできるだけ削らないで治療し、修復物は修理したい」と思っても、それを実現できる材料がなかったからです。しかし、近年コンポジットレジンと接着材の開発をきっかけに、むし歯治療は歴史的な進化を始めています。

そうなんですか？

とくにミニマルインターベンションの原則4と5は、日本における接着の研究・開発がなければ、実現しなかったでしょう。

日本の研究がそんな成果を上げていたんですか?!　まったく知りませんでした。

歯科界には世界的に高く評価されているのに、患者さんには気づかれていないものはたくさんあります。歯科材料もそのひとつかもしれません。

そうなんですか！

よい治療をしていても、患者さんにうまく伝わらないこともありますので、続きの設問を参考に、歯科治療に対する理解を深めてください。

わかりました！　ありがとうございます！

Q9 銀歯をやりなおす前に知っておきたいこととは？

―歯を白くする修復物のメリットとリスク―

大きな口を開けると、昔治療した小臼歯の銀の詰めもの（インレー）が目立ちます。「わからない」といわれますが、気になって（シクシク）。最近は、白い素材がたくさんあるようですから、やりなおしたいと思うのですが、決心がつきません。

なかなか悩ましいところですね。歯科治療は「すればするほどよい」というものではありません。とくに症状がないのでしたら、治療することで得られるメリットと治療にともなうリスクをよく比べてみて、納得のいく結論が得られてからでも遅くはありませんよ。

私の場合、治療することで得られるメリットは、精神的な幸福かな？　銀歯が見えないように、笑顔を小さくしたり、鏡を見てちょっと凹んだり……　「ここが白かったらな」とよく思っています。

誰でも「見ためが気になる」「見ためを改善したい」と願うのは、当然のことです。

「誰も見ていない」といわれますが、少なくとも私は毎日見てますし（笑）。ところで、治療にともなうリスクって、経済的負担のことでしょうか？　白い材料は保険外になるとお伺いしたような記憶があります。

Q9　銀歯をやりなおす前に知っておきたいことは？
―歯を白くする修復物のメリットとリスク―

むし歯の大きさや場所によって、保険で白い材料が使える場合もありますが、むし歯ではなくて現在銀インレーが入っている状態ですと、保険ではできませんし、直接詰めるのはちょっと難しいケースかもしれないですね。

経済的負担以外の治療のリスクは思いつきません。

リスクは患者さんによってさまざまですので、ひと言ではいえませんが、せっかくの治療が誤解の原因になっては、患者さんだけでなく医療者にとっても残念です。見ため以外の問題を起こしていない銀インレーを白いものに交換する場合のリスクとして、まず考えられるのは、治療に際して少し歯を削らないといけないかもしれないということですね。

銀インレーを外して白いものと交換するだけならば、歯を削る必要はないのではないですか？

歯をまったく削らないで、修復物を交換できることは、ほとんどないと考えておいたほうがよいでしょう。現在入っている銀インレーを外す際や、新しい修復物を付ける際に、多少は歯質を削る場合があることはご理解ください。

う〜ん……　見ためがよくなるためなら、仕方がないとあきらめます。

それから、金属はもっとも強度のある修復物です。銀インレーの代わりに入れる白い修復物は、セラミックインレーかコンポジットレジンインレーがほとんどだと思いますが、セラミックもコンポジットレジンも素材自体の性質上、金属のようには作れません。

そうなんですか？

修復物の強度を確保するため、セラミックインレーやコンポジットレジンインレー自体に厚みをもたせなければいけないことがありますから、注意してください。セラミックインレーとコンポジットレジンインレーは性質が違いますので、ここからは、分けて説明します。

まず、セラミックインレーからお願いします。

わかりました。セラミック修復は１８３７年に発表されたポーセレン（陶器）インレーに始まるといわれています。その後、さまざまな素材や方法が考案されましたが、セラミックを使う修復は難しいものでしたので、それほど広まることはありませんでした。セラミック修復が広く臨床で使われるようになったのは、１９６０年代後半にポーセレンを金属で裏打ち補強する技術が開発されてからです。さらに、１９８０年代に入って、新しいセラミック素材や接着材の開発が相次ぎ、一般のインレーにもセラミックが使われるようになりました。

セラミックインレーが普及したのは、ここ30年のことなんですね。

セラミックインレーは焼き締め、射出、削り出しの三通りの方法で作られ、それぞれに特徴がありますが、すべてに共通する長所は、化学的にきわめて安定していることで、口腔内でほぼ不変です。また、表面が滑らかですので、着色したり、プラークの付着が起きにくく、舌で触れても違和感が少ないです。それに、熱や電気を伝えませんから、不快感を感じることも非常に少ない材料です。

いいことずくめですね（喜）

ただし、セラミックインレーは、硬くてもろい材料で、さらに、金属修復と比べると適合性があまりよくないという短所があります。また、セラミックインレーの場合、素材の性質上、金属修復と比べて、歯を削る量が多くなります。加えて、セラミックインレーのできは、製作者である歯科技工士さんの技量に大きく左右されます。

なるほど。

それから、セラミックインレー修復が向かない患者さんもいます。ブラキシズム（歯ぎしり癖）やクレンチング（噛み締め癖）のある方、歯が小さい方には、セラミックインレーは使えません。

セラミックインレーにしたいと思っても、お願いできない場合もあるんですね。

セラミックインレーは、噛み締めが苦手なんですよ。金属インレーの場合、本付けする前にセットして咬み合わせの調整ができますが、セラミックインレーは難しいです。金属インレーと同じように「カチカチしてください」というと、ポキッと折れたりし

ますから（苦笑）

それはショックです。お高いだけに（笑）

きちんと接着すれば大丈夫ですので、安心してください。セラミックはもろいですが、しっかりと接着すれば、補強効果によって丈夫になります。たとえば、ベニヤ板やスキーの板なども、薄い板を貼り合わせることで、強度を出しています。

しっかり接着できれば、問題ないんですね（ホッ）

セラミックインレーは、良好な接着を前提にした修復方法です。すぐれた接着材が開発され、歯とセラミックインレーを一体化して付けることができるようになりましたので、難しかったセラミック修復が普及したのです。

なるほど。それでは、コンポジットレジンインレーについて教えてください。

コンポジットレジンインレーは、合成樹脂（レジン）とフィラー（中詰め）を組み合わせた（コンポジット）修復材料で作ったインレーです。

すみません、英語はもちろん、５文字以上のカタカナは理解できませんので……　わかりやすい説明をお願いします。

それでは、基本的なことをお話ししましょう。コンポジットレジンは、アメリカのBowen《ボーエン》博士によって開発されました。臨床用に実用化されたのが１９６４年ですので、およそ50年ほどの歴史がある修復材料です。

Ｑ９　銀歯をやりなおす前に知っておきたいことは？
—歯を白くする修復物のメリットとリスク—

レジンは合成樹脂なんですか？　何となく心配……

レジン自体の歴史はもっと古く、１９４０年代から主に入れ歯の土台として使われてきました。金属ほどではありませんが、レジンも世界中で使われてきた非常に長い歴史がある素材で、高い安全性が確認されていますので、安心してください。

そうですか（ホッ）

注意してもらいたいのが、コンポジットレジンインレーは、接着材として使われる接着性レジンとは別物だということです。似た名称ですので、誤解されることがありますが、コンポジットレジンは歯質とは接着しません。

レジンは、どれもだいたい同じではないんですか？

それは違います。歯科で扱うレジンは多種多様で、用途も広汎ですので、勘違いしないように注意してください。コンポジットレジンはアクリルレジンをベースに、フィラーを混ぜたものです。開発の初期には、石英（シリカ）やガラスを１００㎛以下に粉砕したものなどがフィラーとして使われていましたが、その後、粒子の大きさが異なるさまざまなフィラーを混合配合することも多くなってきました。これをハイブリッドレジンとよんでいます。

コンポジットレジンには、いろいろなものが入っているんですね！（驚）。それ以上は専門家にお任せします。コンポジットレジンインレーの長所と短所をわかりやすく教えてください。

わかりました。コンポジットレジンインレーは、歯質と似た色調の修復物です。コンポジットレジンインレーは、型を取って歯科技工士さんが模型上で製作しますので、さまざまな方法を使って、きちんと硬めきることができます。ですので、比較的強度が高く、正確な大きさに仕上げることができるうえ、咬み合わせ面の再現がしやすいという長所があります。また、コンポジットレジンは、セラミックと比べて摩耗しやすいのですが、対合歯を削りにくく、歯にやさしい材料ともいえます。

なるほど。

ただし、コンポジットレジンインレーも、素材の強度の点では金属インレーに及びませんので、セラミックインレーのところでお話したのと同じ理由で、歯を削る量が少し多くなる可能性はあります。また、コンポジットレジンには接着性がありませんので、接着性レジンセメントを使ってコンポジットレジンインレーを歯に付ける操作をする必要があります。

なるほど。セラミックインレーとコンポジットレジンインレーには、長所も短所もあるみたいですね。結局のところ、セラミックインレーとコンポジットレジンインレーならどちらがいいんでしょうか？

う〜ん、難しい質問ですね。長所と短所は見方を変えれば入れ替わります。たとえば、

Ｑ９　銀歯をやりなおす前に知っておきたいことは？

―歯を白くする修復物のメリットとリスク―

セラミックは変色せず、いつまでも白いのが長所ですが、もろくて硬いです。一方、コンポジットレジンは、多少着色する可能性がありますが、患者さんの歯は時間とともに変化するので、その変化に対応します。どちらがいいのかは、実際に担当される先生と、よくご相談ください。

お値段的にはどうなりますか？

セラミックインレーは、すべて保険外です。コンポジットレジンインレーも保険でできる材料は限られていて、最近のより高い強度をもつ材料は、すべて保険外になります。

それも先生と相談ですね。今すぐなんとかしないといけない状態でもないですので、鏡を見ながら、やり直しのメリットとリスクをもう一度考えてみます。ありがとうございました！

Q10 〝歯の修復物〟どう作る？　どれくらいもつ？

上の右の前歯に差し歯を入れることになって、歯科医院に行ったら、診療室でイスに座るなり、いきなりお口の中の写真を何枚も撮られました。これまでの治療とずいぶん様子が違うので、不安でいっぱいです。

それは正しい手順ですから、心配しなくても大丈夫です。歯は、乾くと色が変わってしまいます。人によって、乾燥のスピードは違いますが、早い人は口を開けて2、3分で白っぽく変わってしまい、戻るのに非常に時間がかかりますから、唾液に濡れた自然な状態の歯の様子を写すためには、最初にすばやく写真を撮る必要があります。

そうだったんですか！　でも、どうしてあんなに写真を撮る必要があったんですか？

天然の歯を復元するための資料として、全体を観察するために歯面に対して90度のものが1枚、歯ぐきや歯の端の色をみるために、やや上からのアングルのものが1枚、全体の色調をみるために、横からのアングルのものが1枚と、最低3枚は歯の写真が必要です。

あちこちから写しているので、不思議でしたが、ちゃんと理由があったんですね。

そうです。知らない方もおられるかもしれませんが、歯科修復物の多くが、外注のラボ（歯冠修復物などを作成する歯科技工所）で、歯科技工士によって製作されています（私も歯科技工士です！）。よい修復物を製作するためには、患者さんの情報が必要ですので、ぜひ協力してください。

どんな情報が必要でしょうか？

まず、写真など、患者さんご自身の歯に関する視覚的情報が絶対に必要です。それから、年齢と性別は必須ですね。

わかりました。いつも年を誤摩化しているんですが、50歳の男性用の歯が入ったら悲しいので、正直に申告します（笑）

モデルさんや女優さんでしたら、それも伝えてくださるとよいかと思います。

モデルにスカウトされそうになったことがあります。

わかりました（笑）。それから、歯を形成する（削る）前の自然な状態の歯の全体写真もあると、非常に参考になります。ですので、もし、歯科医院で治療のために写真を撮りたいといわれたら、できるだけ協力しましょう。

わかりました！　ところで、前回、頼んでもいないのに、歯科衛生士さんが念入りに歯のお掃除をしてくれたんです。今までそんなことをされたことはなかったのに……利益を出すためでしょうか？

汚れやくすみを取った状態の歯の写真を参考にしないと、正しく復元できません。

汚れたままの歯の写真情報ですと、着色汚れがついた状態の歯を復元される可能性があるんですね。きれいにしておいてよかった（ホッ）。それから、1本だけ治すのに、上の歯と下の歯全部の型どりをされました。いらないところまで多めに型をとられたような気がして、ちょっと不信感を覚えました。

それは、まったくの誤解です。たとえ1本の歯だけの修復であっても、上下顎全部の型をとるのがベストです。歯は1本だけで機能するものではなく、歯列全体で機能するものです。上下の顎の型をとる先生は、修復物が、咬み合わせの回復などさまざまな機能を果たすことを重視されているのでしょう。これはアメリカから送られてきた型ですが、6パターンもあります。

えっ！　これは1人分ですか？

そうです。この先生は、仮歯の模型も送ってきています。

いろいろな種類がありますね。

世界的に著名な先生は、こうやってていねいに型をとって依頼してこられます。咬み合わせを乱さない、すぐれた修復物を製作するためには、こういうスタディモデル（仮歯の状態でとった型）も必要だと考えておられるのでしょう。大切なところはパーツで別に型どりもされています。だから、見てください。これができあがった修復物を装着した後の患者さんの顔写真です。

満面の笑顔ですね。本当にうれしそう！

1本だけ修復する場合と、複数の歯を修復する場合とでは、修復するポイントが少し違います。1本だけの場合は、対称になる歯の写真を徹底的に観察して、それに近いもの、違和感のないものを製作します。色見本（シェードガイド）に頼るのではなく、患者さんの歯から得られる情報を重視して、対になる歯にクラック（細かなひび）があれば、クラックを入れるなどの工夫をし、修復物を入れたとわからないように再現することが理想です。

対になる歯が治療済みだったら……

むし歯や修復物の再現はしませんから、安心してください。

あちこち治療跡があるので、心配で（笑）

私は、大学病院に20年近く勤務していました。そこで、実際に患者さんの歯を観察する機会に恵まれました。このときの経験が、現在の私の直感というか、製作するうえでのインスピレーションの源泉になっています。すぐれた修復物を製作する能力を養うのにもっとも有効なのは、自然な状態の人の歯を観察することです。自分の歯や、家族、友人、先輩など、実際の天然歯を観察してみてください。年齢や性別、職業などで、歯にも違いがあることがわかるはずです。

確かにそうですね。

私は、患者さんの歯の写真に、シェードガイドを3本ほど写し込んでもらっています。このガイドと歯を比較して、患者さんの歯の個性を読み解いていきます。

シェードガイドは何十本もあるのに、たった3本でいいんですか？　10本くらいあったほうがいいのではありませんか？

あんまり多くても困ることがあるんですよ。でも、間違ったシェードガイドでも、ないよりは写っていたほうがマシです（笑）

わかりましたか?!　皆さん！

よいものを作るには情報が必要です。それは絶対です。

色や形は写真でわかるとしても、歯の表面の形状はわからないのではありませんか？

それは、型から起こした模型から把握します。シリコンでとった型から起こした模型でしたら、歯の表面の凸凹やキメの感じなどもわかりますので、再現しやすいですね。

私は、歯肉を糸で押されて（圧排）、グイグイという感じで型どりをされました。ちょっと痛かったです。

歯肉を圧排してシリコンで型をとりますと、歯ぐきの下の部分までしっかり再現できますので、適合のよい修復物ができやすくなるんですよ。

そうだったんですか！

前歯を修復する場合は、さらに別の配慮が必要です。

どんな配慮でしょうか？

前歯を修復する場合、とくに女性の患者さんに多いのですが、できるだけそろった、小さい歯にしてほしいと依頼されることがあります。「せっかくなおすのなら、自分の理想の形にしたい」と希望されるのですが、歯には人体固有の大きさやバランスがあって、それと違うものを装着すると、人の歯に見えなくなってしまいます。ですから、プロの目からみて、これはおかしいという希望を患者さんがもっているときは、正しく説明をして納得をえることが大切です。

私も小さくてかわいい歯にしたいです。

なんだか、そうみたいですね。でも、ある程度大きな歯のほうが元気に見えるんですよ。

なるほど！ ところで、前歯ですので、保険外の修復物をお願いする予定なんですが、こういった治療を受けるのは、はじめてで、何年くらいもつのか心配しています。

保険外で白い歯となりますと、金属焼付ポーセレン（陶器）クラウン（通称メタルボンド）かオールセラミッククラウンになると思います。金属焼付ポーセレンクラウンは歴史と実績のある修復物で、私の経験では、きちんと作れば20年はもっと期待できます。金属焼付ポーセレンクラウンは、酸化皮膜という膜を介在して金属とポーセレンが化学的にも機械的にも強固に結合していると考えられており、現在の形でほぼ完成形といえるでしょう。オールセラミッククラウンは、最近のもので、世に出てから

11～12年ほどですから、耐久性が実証されるのは、これからになります。少なくとも私の経験では11年はもっているようです。どんな光の下でも美しいのはオールセラミッククラウンですが、金属焼付ポーセレンクラウンと比較すれば、正しく作らないとやや欠けやすいという可能性はありそうです。

10年以上、できれば一生もってもらいたいですから、先生とよく相談してみます。

ぜひ、そうしてください。インフォームド・コンセントを、よい修復物を製作するための情報交換の場に活用してくださいね。

わかりました！　それにしても、すばらしいできばえですね。どれが修復した歯かまったくわかりません。まさにアートですね。

いいえ、歯科修復物はアートではありません。確かに結果としてアートに限りなく近づくことはあります。しかし、アートを目指してはいけません。修復物は患者さんの口腔内に装着されると、患者さんの体の一部になります。歯科修復物は人工臓器であり、患者さんの命を支えるものです。患者さんに喜ばれ、その健康に奉仕できなかったら、芸術的にすぐれていても意味がないのです。

ありがとうございます（感涙）。そんなふうに考えて製作していただけると、とてもうれしいです。

私たち歯科技工士は、直接患者さんとやりとりすることは少ないですが、私はつねに患者さんの人工臓器を作るという気持ちで製作しています。本当にやりがいのある仕事ですよ。独立開業することも海外で仕事をすることも可能ですし、アメリカなどには、非常にリッチな歯科技工士が多数存在しています。そのためには、高い技術が必要です。高い技術をもっていれば、必ずそれに見合う技工ライフがついてくるでしょう。日々研鑽に励んでください。

いえ、私は……(笑)。歯を失ったことで落ち込んでいましたが、先生のお話を伺ってなんだか心が軽くなりました。修復物ができたら、大切に使わせていただきます。

私のこの歯は25年ほど前に入れたものです。全然わからないでしょう？　きちんと作って大切に使えば長持ちしますから、頑張って治療を受けてくださいね。

わかりました！　ありがとうございます！

Q11 金属の詰めもの　歯にどうくっつける？　なぜはずれない？

歯医者さんに定期健診に行ってきました。まったく問題ないそうで、次回は1年後でいいといわれました。

それはよかったですね。その調子で歯を大切にしてください。

小学生のときに治療してもらった金属の詰めもの（インレー）も健在なので、感心されました。近所の先生が、治療してくださったところですが、問題はないそうです。ところで、歯医者さんはどうやって、歯と金属の詰めものをくっつけているんですか？

う〜ん（笑）。あまりにも素朴な疑問なので、かえって答えにくいですね。そもそも、歯と金属はくっつきません（キッパリ）

えっ?!

歯は生体で、金属はマテリアル（材料）です。歯と金属は結合しません。

では、どうして歯と金属の詰めものが、こんなに長い間くっついていられるんでしょうか？　先生が気合いで付けてくださったとか？

ははは。それはないです。歯と金属のインレーは〝機械的保持力〟でくっついているんですよ。

どういう意味ですか？

機械的保持力は、機械的嵌合《かんごう》力ともいわれます。簡単にいうと、歯と金属のインレーは、凹凸のはめ込みを利用してとれないようにしているのです。

歯と金属のインレーが凹凸のはめ込みで付いている？　意味がわかりません（当惑）

ここは、少しわかりづらいところですので、具体的にお話しましょう。むし歯の治療は、感染歯質の除去からはじまります。細菌の出す酸で不可逆的に軟らかくなってしまった歯質（感染歯質）は、早晩崩壊してしまいますから、治療に際して歯科医師は、まず、細菌の感染した歯質の部分を除去します。さらに、欠損した部分を金属で修復する場合には、歯を凹凸に削ります。

えっ！（驚）。歯医者さんは、むし歯になった部分だけを削っているのではないんですか?!

金属で修復する場合には、むし歯になっているか否かにかかわらず、原則として、一定の形態に窩洞《かどう》（穴）を形成する必要があります。

そんな！（悲）

金属修復を選択すると、すべてではありませんが、健全な歯質を削らざるをえない場合があることは、残念ですが事実です。

え?!

歯と金属は１００年並べておいてもくっつきません。歯と金属をくっつけるためには、歯と金属に凹凸をつけて、その間に泥状のセメントを流し込み、セメントが硬化して硬まる力に頼る必要があります。基本的に、金属修復は歯と金属の間に入り込んだセメントのメカニカル・リテンション（機械的保持力）で維持されています。この付け方を専門用語で合着《ごうちゃく》といいますが、セメントのメカニカル・リテンションだけで、歯と金属を付けることは困難ですので、金属修復を選択する場合には、さらに、修復物が外れにくいように歯を削って、歯に保持形態をつける必要があります。

そ、そんな！（プチショック）

驚かれているようですが、１８８７年に現在のインレー法が考案される以前は、むし歯の治療は今のように普及していませんでした。むし歯になった歯は抜くしかなかった時代もあったのです。

本当ですか！

本当です。一般の人が歯科治療を受けられるようになったのは、そんなに昔のことではありません。近代的なむし歯の治療は、近代歯科修復学の始祖、アメリカの歯科医師Black《ブラック》 GVに始まります。Blackは、独学でむし歯の種類と治療修復方法を研究し、１８９５年に、ほぼ現在と同じ窩洞形態（ブラックシステム）を発表しました。「ブラックシステム」は、金属修復を選択する場合の基本的な考え方で、現在も世界中の歯科医師が参考にしています。

金属修復は、１００年以上も前のやり方で行われているんですか？（唖然）

金属修復に関する基本的な考え方は変わっていません。昔の技術や治療方法であっても、有効なものはたくさんあります。見方を変えれば、金属修復は、歴史の洗礼に耐えて、今日まで継承されてきた修復方法であるともいえます。

なるほど。金属修復は、長い間支持されてきた方法でもあるということですね。それでは、金属インレーの具体的な取り付け方を教えてください。

まず、むし歯になった歯質を除去した後、基本的には修復物がとれないようにするための基本的な保持形態や補助的な保持形態などをつけていきます。金属修復は、接着ができない時代に完成した修復方法ですので、修復物を取り付けるためには、歯を削って凹凸をつけなければなりませんが、けっしてやみくもに削るわけではありません。修復したところがまたむし歯にならないこと、歯や修復物が割れないこと、技工がしやすいことなど、さまざまなことに配慮をして歯を削って形成していきます。

随分いろいろな工夫をされるんですね。肝心の歯がなくなりそう（シクシク）

必要以上に削らないように注意はしますので、その点は術者にお任せいただくしかないでしょう。金属修復に際して、歯科医師は「いかにして、切削量を少なく、しかも、メカニカル・リテンションが最高になるように歯を形成できるか」を考えます。歯の形成テクニックは、歯科医師が身につけなければならない重要な技術のひとつです。噛んだ途端に外れるような修復物では、機能回復は望めませんので、その点はご理解いただくしかないでしょう。

わかりました。私のインレーも健康な部分を少し犠牲にして付けられていたんですね。すごく長持ちしていると褒められて喜んでいたのに、ちょっとがっかりです。

歯を凹凸に削るということは、全部を削り取ることとは違います。また、金属はそれ自体の強度が強いので、薄くても十分な耐久性と機能を発揮しますから、取れにくいように金属の修復物の端を薄く伸ばして、歯との段差を極力少なくする工夫をしていることがあります。意外かもしれませんが、大きく見える金属修復でも、それほど歯を削っていないこともありますから、その点には注意してください。

本当ですか！

金属修復は非常に歴史のある修復方法です。いうなれば「枯れた技術」で、すでに広く使用されてメリット・デメリットが明らかになっています。「枯れた技術」は、それを使った場合の利点と欠点が実際に十分に検討されているという点で、非常に信頼性が高いともいえるでしょう。

なるほど！　では、金属修復の主な利点と欠点を教えてください。

金属修復は、材料の強度が十分なので、複雑な欠損や広汎な欠損に対応できますし、鋳造することにより、歯の形態や機能を正確に復元できる点がすぐれています。ただし、歯と金属を付けるために、やむをえず、歯の健康な部分を削らなければいけないので、治療するときには麻酔の注射も必要です。また、見ためは金属色で審美的ではありません。さらに、型どりをして模型を作り、歯科技工士さんに作ってもらわなければならないため、最低2回の通院が必要になります。

う〜ん……　ところで、歯と金属を付けるセメントも１００年前と同じものが使われているんですか？

インレー法が考案されたのは、１８７８年にリン酸亜鉛セメントが開発されたことがきっかけです。比較的硬くて操作性のよいリン酸亜鉛セメントが開発されたので、口腔外で修復物を作製して歯に取り付けるインレー法が実現したのです。リン酸亜鉛セメントは長い間使われてきましたが、リン酸が歯を溶かすという理由から、すでに臨床で使用することは非常に少なくなりました。現在は、グラスアイオノマーセメントやレジン強化型グラスアイオノマーセメントを用いるのが主流です。

長い名前ですね（汗）

金属修復に関する基本的な考え方は、それほど変化していません。日本では金に代わる安価で精度の高い金属として金銀パラジウム合金が開発され、保険適用金属として現在も使用されています。もっとも今ではパラジウムも高騰してけっして安価とはいえませんが。一方、修復物と歯をくっつける接着材料のほうは、劇的に進化しています。とくに最近25年の進歩は圧倒的で、歯科治療の方法そのものを変えるほどの成果をあげています。2002年には、FDI（国際歯科連盟）が、ブラックシステムからの脱却を宣言したほどです。

えっ！　ブラックシステムからの脱却ですか？

脱却したというより、接着材の進歩を評価したFDIが将来の方向性を示した、というほうが近いかもしれませんね。ところで、あまり知られていませんが、50年以上の間、接着材の研究開発と臨床応用は、つねに日本が世界をリードしてきました。現在でもその立場は変わっていません。

本当ですか！

本当です。世界では有名なのに、なぜかお膝元では、それほど知られていないんですよ(しみじみ)。日本で開発された接着材料は、世界の歯科治療シーンを変えつつあります。接着材料の開発により、修復物は格段にはずれにくくなりました。それだけではありません。接着材料を的確に使えば、むし歯の部分を取り除いただけで、修復ができるようになりました。これはむし歯治療の革命ですね。

ほ、本当ですか！　健康な部分を削らないで修復ができるなら、それに越したことはありません。接着について詳しく教えてください！

わかりました。それでは、接着修復について、Q12で簡単に説明しておきましょう。

よろしくお願いします！

Q12 健康な部分を削らないむし歯の治療法があるって本当？
―接着によるコンポジットレジン修復―

健康な部分を削らないで、むし歯を修復する方法があるって、本当ですか？

本当です。

待ちに待った朗報です！（喜）。ぜひ、詳しく教えてください！

わかりました。ここは、日本が世界をリードしている分野ですので、ていねいにお話しましょう。まず、おさらいです。Q11で、歯と金属の修復物（メタルインレー）は、そのままでは付かないこと、メタルインレーと歯はセメントの力で付いていること、それだけでは維持力が十分でないので、歯のほうに凹凸をつけて嵌合していることをお話ししました。

そうらしいですね（ションボリ）

このような付け方を合着といいますが、合着は、健康な歯質を削らなければ十分な維持力を期待できない方法です。仕方がないとはいえ、ちょっともったいないですね。

同感です。

この点については、患者さんだけではなく、世界中の歯科医師が残念に思ってきましたが、生体である歯と人工物である修復物を付けることは非常に難しく、合着に代わ

Q 12　健康な部分を削らないむし歯の治療法があるって本当？
—接着によるコンポジットレジン修復—

る技術はなかなか開発されませんでした。しかし、幸運はいつも思いがけないところからやってきます。アメリカの研究者Buonocore《ブォーノコア》 MGは、歯のエナメル質をリン酸で処理すると、アクリリックレジン（当時の歯科材料）がエナメル質に接着することを発見しました。この「歯の表面を処理する」という着想が、歯科治療の方法を劇的に進化させることになったのです。1955年、Buonocoreは、この事実を論文で報告しました。これが、接着に関する世界初の論文とされています。

55年前のことですか！　私的には最近のことかも（笑）。ところで、今、接着とおっしゃいましたが、合着とは違うんですか？

合着と接着は、どちらも「歯と修復物を付ける方法」ですが、付け方の基本発想、付ける材料、付きの強さがまったく異なります。

どちらが強いんですか？

使う材料によってさまざまですが、一般的に溶けにくさ、付きの強さは接着がすぐれています。何らかの事情で生体の一部が失われ、人工物を生体に取り付けて機能を回復させなければならない場合、臨床的には修復物の機能とともに「生体にうまく取り付けられるか」も重要です。たとえば、どれほどすぐれた人工関節でも人体に付けられないなら使えません。歯と修復物も同じです。すぐれた修復物であっても、生体である歯に取り付けられなければ、使えないのです。Buonocore の報告が画期的なのは、

合着に代わるシステムの端緒を見いだした点です。それまで、歯に修復物を付ける方法は、歯のほうを削って修復物をはめ込む合着しかありませんでした。Buonocore は、歯の表面を化学的に処理すれば、歯に非常によく付く歯科材料があること、つまり、まったく新しい付け方のシステム（接着システム）と素材〔レジン（歯科用のプラスチック）〕を発見したのです。

ついに歯を凸凹に削らないで、修復物を取り付ける方法が、見つかったんですね！（喜）。でも、先ほど、歯と修復物を付けることは非常に困難だとおっしゃられたばかりではないですか？　歯の表面を化学的に処理しただけで、修復物がよく、しかも強く付くなんて、信じられません。本当にそんなことができるのでしょうか？

できます。では、もっとも基本的な歯のエナメル質への接着について説明しましょう。エナメル質が約95％のハイドロキシアパタイト結晶、約４％の水分、約１％の有機成分で構成されていることはご存じですか？

はい。エナメル質は、ほとんどがハイドロキシアパタイト結晶でできていると教えていただきました（Q４参照）。

エナメル質を構成するハイドロキシアパタイト結晶は、エナメル小柱という柱状の形をしていますが、エナメル質にリン酸を作用させると、酸に対する溶けやすさの違いから、このエナメル小柱の中心部とその周囲で溶けるスピードが異なり、細かい凹凸

ができます。リン酸処理されたエナメル質の表面を走査電子顕微鏡でみると、柱状のエナメル小柱が溶けて、ハチの巣のような状態になっています。エナメル質を構成しているハイドロキシアパタイトの結晶は一様ではありません。エナメル小柱では、結晶化度が高くて酸に溶けにくい部分と、結晶が疎で溶けやすい部分とがあります。この違いによって、リン酸で処理した際に表面に凹凸構造が形成されます。

エナメル質に、溶けやすいところと、溶けにくいところがあるんですか！　初めて知りました！

これをリン酸エッチングといいます。リン酸でエッチングしたエナメル質表面に接着材を塗布すると、接着材が無数のエナメル小柱の間に入り込んで硬化し、互いに嵌合して、強固なネットワークを形成します。最近では接着材とハイドロキシアパタイトが化学結合していることもわかってきました。これにより、接着材と歯は一体化してしっかりとくっつきます。その維持力は、歯を削ってつけた凹凸のそれとは比較になりません。

なるほど！

接着歯学は材料学であると誤解されがちですが、その本質は歯と修復物の接合学だといってもよいでしょう。研究が進み、さまざまな接着材料や接着方法が開発されていますが、接着の基本は、「歯面を処理する」ことによって「歯と材料を一体化する」

ことにあります。

なんだか、医学というより工学や化学みたいですね。

そのとおりです。接着修復には、生体工学、とくに化学の知識が欠かせません。正直にいうと、単純に歯を凹凸に削ってセメントで修復物を付けるほうが簡単ですし、確実な場合もあります。接着修復は健康な部分を削る必要がない、非常にすぐれた修復方法ですが、テクニカルセンシティブな方法でもあります。付けるものや場所によって、方法や材料が変わりますし、医学以外の知識も必要です。ですので、従来の合着に比べると、術者に求められる技量水準は相対的に高くなります。

「歯を削らなくてもいい、簡単な治療方法」への道は単純ではないですね。

効果的で簡単であることは、みんなの願いです（笑）。最初にお話したとおり、エナメル質に対するリン酸エッチングを初めて報告したのはアメリカの先生ですが、その後、接着材料の開発、研究を開始し、それを臨床応用させ、接着歯学という学問を育て上げた中心は、実は日本の研究者です。20世紀後半の日本は、科学・技術の発展に国の命運を託していました。歯科材料学も例外ではなく、紹介しきれないほど多くの優秀な研究者、すぐれた歯科医師、熱心なメーカーの方々が心血を注いだ結果、歯によく付く接着システムは、日本で劇的に発展したのです。現在も日本で開発された接着材料は世界的に高い評価を受けており、日本製の接着材料は世界中の臨床現場で、

Q 12　健康な部分を削らないむし歯の治療法があるって本当？
—接着によるコンポジットレジン修復—

歯科治療の発展に寄与しているんですよ。

えっ！　もう普通に使われているんですか?!

ええ、もちろんです。日本では、世界最高水準の接着修復材料が保険適用になっています。

まったく知りませんでした！

接着システムの臨床応用は、むし歯治療だけでなく、矯正や義歯、予防処置など広範囲かつ多岐にわたっており、すでに臨床現場で日常的に使われています。専門的な内容ですので、目立ちませんが（笑）

そうだったんですか！　恥ずかしながら、私もこれまで歯科治療といえば、修復物の色と値段のことしか考えていませんでした（反省）

みんなそうですよ（ため息）。日本でのコンポジットレジン修復は30年以上の歴史をもつ、実績のあるシステムです。歯をできるだけ削らないで修復物を付けられるだけでなく、幅広い分野に応用され、歯科治療の成績を向上させていますが、それに気づく患者さんは、まずいないですね。

申し訳ございません（汗）。今まで、小さなむし歯でも大きく削って修復するのが当たり前だと思っていました。コンポジットレジン修復ならば、健康な部分を削らないで治療できる可能性があるのでしょうか？

最初にお話したとおり、コンポジットレジン修復の最大のメリットは、そこにあります。接着は、歯と修復物を面でしっかりと付ける方法ですので、修復物を維持するために、健康な歯を凹凸に削る必要がありません。むし歯になったところだけを除去すれば処理できますから、合着法に比べて、歯を削る量は圧倒的に少なくなります。

本当ですか！　歯を削らない治療方法について、もっと知りたくなってきました！

わかりました。それでは、Q13で接着を利用した実際の歯科治療について、お話しましょう。

よろしくお願いします！

コーヒーブレイク②

どこでもコンポジットレジン？

コンポジットレジンでの修復に向かないむし歯って、あるんでしょうか？

むし歯は大きさや程度がさまざまで、具体的にどこまでをコンポジットレジンで修復するのか、という基準はそれぞれの先生によって違ってきます。咬み合わせにある小さいむし歯の場合、歯をできるだけ削らないで治療できる点で、コンポジットレジン修復によるメリットが非常に大きいでしょう。最近、「う蝕治療のガイドライン」が作成されましたが、このなかでも、咬み合わせにある小さなむし歯はコンポジットレジン修復が推奨されています。

一番奥の歯の後側、のど側にできたむし歯はどうでしょうか？

う～ん、そこは判断が難しいですね。接着修復は、確実に接着できることが前提の治療です。治療中の唾液や血液の侵入が防げないところでは、しっかりとした接着操作ができないため、コンポジットレジン修復の予後が悪くなることが考えられます。また、噛む力のものすごく強い男性、歯ぎしりの習慣のある人などでは、コンポジットレジンが欠けることもあります。このようなケースではやむをえず金属を選択することもあります。また、現在のコンポジットレジンは、光重合(光で硬める)システムを採用しているものが多いので、「光が届く場所」に詰めるのが原則です。

コンポジットレジン修復がベストとは限らない場合もあるんですか？

奥歯の裏側のような、手や器具が届きにくい場所や、水分のコントロールが難しい場所にできたむし歯には、コンポジットレジンよりも、たとえばグラスアイオノマーセメントを使ったほうが、予後がよい場合もあります。残念ながら、オールマイティな治療方法はないんですよ。治療した歯や修復物がすぐにダメになれば、患者さんが悲しむだけでなく、歯科医師も信用を失ってしまいます。かかりつけの先生とご相談のうえ、治療法のよい点ばかりでなく、悪い点についてもよく聞いて、納得のうえで治療を受けてください。

実は、奥歯の後ろがあやしいんです(トホホ)。どうすればいいのか、まずは、かかりつけの先生に相談してみます。ありがとうございました！

Q13 欠けてしまった差し歯は修理できるの？
―歯の修復物のリペア―

大ショックです。間違ってフォークを噛んで、差し歯の先が欠けてしまいました！

場合によっては、修理できることがありますよ。

本当ですか！

修復物が欠けた場合は、再製作が原則です。しかし、修理（リペア）で対応できることもありますので、まずは歯科医師に相談してください。

ひと月前に作ったばかりで、保証期間がありますから、作り直しをお願いしようと思います。ですが、急いで見ためを回復しないと……　明日は最終面接なんです！

わかりました。リペアなら、基本的に即日可能ですので、ひとまずリペアをお願いできるといいですね。

土台の金属が露出してしまっていますが、リペアできるでしょうか？

できます（キッパリ）。差し歯にはいろいろな素材が使われていますが、その素材に合ったレジン（コンポジットレジンや接着性レジンセメント）を選び、元どおりに見えるように作業をすれば、ほとんどわからなくなりますよ。

何とかしていただけると、本当に助かります。

ところで、欠けた破片はおもちですか？

破片ですか？　床に落ちてしまいましたので、捨てました。

う〜ん、ちょっと惜しいですね。きれいに割れている場合は、接着性レジンセメントや低粘度レジンで接着できることがありますので、このつぎにこういうことがありましたら、欠けた破片は捨てないでくださいね。

はい（苦笑）

差し歯の種類によって、具体的な手順は異なりますが、基本的な方法はつぎのとおりです。まず、欠けた部分をごく一層削ります。これは、接着を妨げるものを取り除き、新鮮な面を露出させ、なおかつ表面に微細な凹凸をつけて、リペア材の付きをよくするためです。それから、接着しやすいように、リン酸やシラン処理剤などで表面を処理して、欠けた部分にコンポジットレジンを盛り足していきます。きれいに盛り足せたら硬化させて、できあがりです。

どのくらいの時間がかかるんでしょうか？

欠けの程度にもよりますが、接着に慣れた先生なら30分くらいかと思います。

高額でしょうか？

そんなにかからないと思います。欠けた原因が咬み合わせにあるときは、咬み合わせの調整をしないと、また欠けてしまいますので、リペアはあくまでも応急処置です。

しかし、フォークを間違って噛んで欠けたのは偶発事故ですので、リペアで対応するのもひとつの考え方です。再製作になると、健全な歯質を削らざるをえない場合があります。上手にリペアしたほうが、歯の健康のためにはよい場合もありますから、まずリペアで対応し、落ち着いてから再製作を検討してもよいかもしれません。

わかりました！　先生に相談してみます。ところで……　実は、奥歯に入っているコンポジットレジンの詰めもの（インレー）の一部も欠けているんですが、ここもついでに修理していただけるでしょうか？

えっ？（苦笑）。それは、ケースバイケースですね。レジン同士の接着というのは、一見簡単なようですが、実は複雑です。治療の際には口の中でコンポジットレジンを詰めていきますが、その場合、1回コンポジットレジンを盛り上げて、硬化させた後、その上に何回でも重ねていくことができます。この場合、それぞれのコンポジットレジンは、きちんとくっつきます。ですので、とくに接着を意識することはありません。これは、コンポジットレジンの表面に硬まり切らない層が残っているためです。ところが、できあがってしまったコンポジットレジンは表面まで硬まりきっており、コンポジットレジンをただ盛り上げただけでは、くっつきません。この状態になったコンポジットレジンインレーを修理する場合には、別の接着操作が必要になります。

ついでに、ちょっと盛り足してもらう、というわけにはいかなそうですね。

まあ、できなくもありませんが、一般的なレジンの接着とは少し違った方法で接着させることになります。コンポジットレジンのベースに使われているレジン成分は、いったん硬まると、接着させるのは非常に困難です。ですので、できあがったコンポジットレジンインレーにレジンを盛り足す場合には、レジン同士を接着することはあきらめて、コンポジットレジンに含まれているフィラー（中詰め）とレジンを接着させてくっつけます。

違う成分なのに、くっつくんですか？

最近のコンポジットレジンには、フィラーとよばれる粒子が大量に含まれています。フィラーの主成分が石英（シリカ）である場合、これに、よく化学的に反応してレジンをくっつける成分のことをシランカップリング剤とよびます。硬まったコンポジットレジンを接着させるときは表面をきれいにした後、このシランカップリング剤を塗布して反応させます。この処理のことをシラン処理といいます。シラン処理によって、コンポジットレジンに含まれているフィラーの表面を改質すれば、フィラーとレジンはよくなじむようになります。また、シラン処理剤の一部は、コンポジットレジンに含まれるレジンとも反応します。これらの作用を複合的に利用して、無機質であるフィラーと有機質であるレジンを結びつけるのです。

難しそうですね。

接着に関する知識と技量は必要ですが、処置自体は難しくありません。それに、患者さんはお口を開けていればいいだけですから、心配することはないと思いますよ（笑）。ただ、リペアで対応することが適切かどうかは、実際に診察しないとわかりません。

わかりました。先生に相談してみます。それから……　実は、セラミックのインレーの一部も欠けているんですが、こちらのリペアは無理でしょうか？

いろいろありますね（笑）。そのままでは、セラミックとコンポジットレジンはくっつきません。ですので、先ほど説明したレジン同士の接着と同じ原理で接着させます。まずセラミックをリン酸で処理します。セラミックにもシリカの成分が含まれていますので、化学的に反応してレジンをくっつける成分であるシランカップリング剤を表面に塗布して反応させれば、セラミックとレジンを接着させることが可能です。

わかりました。こちらも先生に相談してみます。ところで、金属のインレーの縁の歯も一部欠けているんですが、ここもリペアをお願いできるでしょうか？

全種類制覇ですか（苦笑）。金属のインレーの横がむし歯や偶発事故で穴があいたり、欠けたりしたときに、詰めものをすべてやり直すのか、悪いところだけを削った後、欠けたり穴があいたりした部分をリペアで対応するのかは、ケースによって判断がさまざまです。もしリペアで対応できるのであれば、穴のあいた部分にコンポジットレジンを詰めて修理することになります。その場合、金属の表面が出ていれば、金属に接着させることになります。一般に金属の表面に接着させようとする場合、まず表面を少し粗くして、凹凸をつけます。これによって、接着に使える面積が増えるだけでなく、接着材がこの凹凸にはまり込むことによって、機械的な強度のアップが期待できます。つぎに、金属に反応性の高いプライマーという材料を表面に塗布します。これによって金属とレジンを化学的に接着させることができます。

すごい技術ですね（感動）。これまで詰めものが欠けたときは、必ず再製作をお願いしてきましたが、リペアができるケースもあるんですね。まったく知りませんでした。

リペアができるようになったのは、ここ20年ほどのことです。それまでは、リペアしたくても、使える素材や材料がなかったので、少しでも不具合が起きると、すべてやり直しで対応するしかありませんでした。リペアができるようになったのは、Q12でお話しした接着歯学が発展したからです。

日本で開発された接着性材料が、歯を削る量が少ない治療方法や、修復物のリペアを可能にしたんですよね！　昔の治療がたくさん残っていますので、この機会に最新の接着技術で、全部やり直してもらおうかな！（ワクワク）

接着歯学の発展によって、歯科治療の世界は大きく変わりつつあります。しかし、接着以外の治療方法はないと考えるのは早計です。今のような接着技術が確立する前に、すでに術式が確立していた修復方法は多数あります。そこには、接着がなくても、口の中で十分に機能するというデータもあります。接着システムは100年に一度の大発見であり、日本の接着歯学が歯科治療をとおして、世界中の患者さんの幸せに貢献していることは間違いありません。ただ、接着の効果はすばらしいので、ともすると、接着万能主義に走ってしまいがちですが、最新技術なら何でも使えばよいというものではありません。安定している金属修復は大切にし、リペアで対応できそうな場合はリペアし、どうしても再製作しなければいけないときは、最新の技術をきちんと使って機能や審美性を回復させる——歯科治療によって患者さんの健康で豊かな人生に貢献するためには、これらのことを守らなければならないと考えています。

なるほど。「この際、全部の修復物を最新技術でオーバーホールしてもらおう」と思ってしまいましたが、よく考えてみると歯は時計や車のような機械じゃないですからね（苦笑）

かかりつけの先生を決めて、お口の中の定期健診を受けてください（笑）。差し歯が欠けることは、たまにありますから、ほとんどの先生が事情を説明すれば、すぐリペアで対応してくれるはずです。最終面接、合格するといいですね！

「何で面接の前日に差し歯が欠けるの？　本当についてない」と落ち込んでいましたが、希望がみえてきました！　急いで歯医者さんに行って相談してみます！

Q14 白色で歯と一体化してくっつく歯科材料〝コンポジットレジン〟について知りたい！

20年以上前に治療した右上の手前の奥歯（小臼歯）の金属の詰めものが外れてしまいました。歯科医院に行ったら「残念ですが、これは、付けなおしができないタイプの金属修復物（アマルガム充填）ですので、再治療になります。幸いむし歯になっておらず、穴も小さいので、コンポジットレジンを直接詰めて修復できます。金属でも修復できますが、金属ですと今度はインレー修復になりますので、少し歯を削る量が増えます。どちらをご希望ですか？」と先生に聞かれました。どう違うのか、よくわかりませんでしたので、その日は決めずに帰りました。

的確な説明だと思いますが、初めて聞く患者さんには、理解できないかもしれませんね。それでは、簡単に説明しましょう。奥歯のむし歯の治療といえば、金属修復という時代が長い間続いてきましたが、30年ほど前に歯科材料の世界に劇的な変化が起こりました。

は？

ついに、歯と一体となってくっつく画期的な歯科材料が日本で実用化されたのです！
（力説）

はぁ……

う〜ん、もう少し感動していただきたいですね（がっかり）。もっとも、デジカメを開発したのが誰かは、私も知りませんから、仕方がないですか（苦笑）。その画期的な歯科材料の名称が〝コンポジットレジン〟です。

そんなにすごい材料なんですか？

日本は接着材料の先進国ですので、最高水準のコンポジットレジンも、保険適用を受けて一般の歯科医院でごく普通に使われていますが、これは世界的にみると、かなり恵まれた環境です。

そうなんですか?!　まったく知りませんでした。ところで、選んでくださいといわれても、コンポジットレジン修復の経験がないので、イメージがつかめません。

コンポジットレジンは、有機高分子であるメタクリルレジンに石英（シリカ）など無機質のフィラー（中詰め）を組み合わせた複合（コンポジット）歯科材料です。白くて見ためもよいので、以前は、主に前歯などに使われていましたが、改良が進み、今では奥歯でも安心して使える耐久性をもった材料になっています。

コンポジットレジンですと、白い仕上がりになるんですか。ちょっと見えるところですので、白くできればうれしいです！　しかし、利き腕ならぬ利き歯の咬み合わせ面に使っても、大丈夫な素材でしょうか？

Q 14　白色で歯と一体化してくっつく歯科材料“コンポジットレジン”について知りたい！

コンポジットレジンが初めて実用化されたのは１９６４年です。当時のコンポジットレジンは、Bis-GMAというメタクリルレジンにシリカの粉末を練り合わせたものでした。その後、ベースになるメタクリルレジン、フィラー、硬め方のすべてにさまざまな改良が加えられ、現在では、耐久性、耐摩耗性にすぐれたコンポジットレジンが多数実用化されています。奥歯（臼歯）に使える製品もありますので、性能については心配されなくてもよいでしょう。ただし、むし歯の形態によっては、コンポジットレジンが難しいこともあります。今回は、先生が使えるといわれているのですから、大丈夫でしょう。

わかりました。では、コンポジットレジンでの修復をお願いした場合、どんな手順で治療されるんでしょうか？　先生は、歯に直接詰めるといわれていました。

コンポジットレジンを直接詰める方法について説明しましょう。この場合、まず修復物が外れたところを清掃し、むし歯に感染した部分があれば除去して、コンポジットレジンを付ける準備をします。感染部分の除去が完了したら、空洞にコンポジットレジンを詰めていきます。

ただ、詰めるだけでくっつくんですか？

コンポジットレジンそのものには、歯質との接着性はありませんから、ただ詰めて硬めただけですと、コンポジットレジンと歯の間にすきま（間隙《かんげき》）ができてしまいます。

ですので、コンポジットレジンを直接詰める場合には、接着性レジンシステムを使ってコンポジットレジンと歯質とを一体化させる操作を行うことが基本です。

大変そうですね。

専門用語で表現していますので、難しく感じますが、実際の接着の作業は1分もかからない短時間の処置で、歯のほうに接着材を塗布します。かつては接着させるのがエナメル質か象牙質かによって、化学処理の方法や使う材料などを変える必要がありましたが、最近では、接着材料もどんどん進化して、接着操作は簡便化の方向に進んでいます。日本は、接着材料の研究が非常に活発で、さまざまな製品・使用方法が開発されており、どの製品も臨床的にすぐれた性能をもっていますので、何をどう使うかは、歯科医師の好みや慣れに任せても心配ありません。

私は口を開けておくことしかできませんので、そこはよろしくお願いします。ところで、コンポジットレジンは、詰めれば自然に硬まるんですか？

コンポジットレジンは、最初はペースト状ですが、歯に詰めた後、しっかりと硬めて硬化させる必要があります。コンポジットレジンが硬化するのは化学反応で、専門用語で〝重合《じゅうごう》〟といいます。コンポジットレジンは、メタクリル系レジンという有機高分子を含んでいます。有機高分子は、単体のモノマー（分子量のごく小さい低分子化合物）が、化学反応で、ポリマー（分子量1万以上の高分子化合物）に変化して硬ま

Q 14　白色で歯と一体化してくっつく歯科材料“コンポジットレジン”について知りたい！

る性質をもっています。ペースト状のコンポジットレジンを硬めるためには、この重合反応を起こさせることが必要になります。

そのままでは、硬まらないんですね。

そのとおりです。現在使われているコンポジットレジンのほとんどが、光重合によって、硬められているのです。

えっ？……　まったく理解できません（汗）

ですよね（笑）。光重合について簡単に説明しますと、歯科治療で使うコンポジットレジンに、詰めた後に強い光を照射して硬化させる方式です。

そんな強い光を照射して、人体に悪影響はないんですか？

可視光ですが、光の強度が強いため、直視することは厳禁です。光重合に使用する光源は、ハロゲンランプ、キセノンランプ、ＬＥＤなどで、人体にはまったく害はありません。

ハロゲンランプやＬＥＤなら、家で使っています。安心しました！　ところで、直接歯にコンポジットレジンを詰める修復法は、かなり時間がかかりますか？

コンポジットレジンを直接詰める方法ならば、即日で修復することが可能です。小さな空洞部分なら、30分以内で修復できることが多いと思いますよ。でも大きな穴のあいた部分では、より難しくなって時間がかかりますね。

相当な費用がかかるんでしょうか？

保険診療の場合には、金属修復とほとんど変わらない程度の金額で修復できます。ただし、最近では保険外でのみ使用できるコンポジットレジン材料もありますし、高度なテクニックを使う場合には、保険の取り扱いがない場合もありますので、治療費については、事前によく説明を受けてください。

最後に、少し気になることを教えてください。繰り返しになりますが、咬み合わせの力がかかるところに、合成樹脂を使っても大丈夫でしょうか？　耐久性が心配です。

コンポジットレジンは、メタクリレートのベースに無機質のフィラーを混ぜたものです。コンポジットレジンの耐久性の向上は、フィラーの進歩によるところが大きいのです。最近のコンポジットレジンは、フィラーの素材や形、サイズを工夫し、大きさをナノサイズまで小さくしたり、含有量などを巧みに変化させたり、フィラーとレジンとの結合を強化したりしています。現在のコンポジットレジンは、すぐれた強度や研磨性、審美性を兼ね備えていますので、耐久性に関しては、安心してよいでしょう。

なるほど。それから、レジンは硬まるときに縮むので、修復物と歯の間に隙間ができやすく、むし歯が再発すると聞きましたが、その点はいかがでしょうか？

重合により硬化する素材は、重合収縮は避けられませんが、それを超えるだけのすぐれた接着材と重合収縮の影響を少なくする技術が工夫されていますので、臨床的に心

Q 14　白色で歯と一体化してくっつく歯科材料“コンポジットレジン”について知りたい！

配されることはありません。

あと、コンポジットレジンは着色すると聞きましたが、変色は避けられないでしょうか？

最近のコンポジットレジンは色調が安定しており、レジン自体の変色は少なくなっています。ただし、口の中で使用しているうちに表面のつるつるした面は徐々に凸凹になってきます。このような面では、飲食物などの色素が着色することはあります。単なる面荒れなら、表面を研磨すれば、かなり表面の白さが戻ることもあります。

わかりました。「コンポジット何とかって何だろう？」と思っていましたが、お話を聞いて、先生の説明が少し理解できました。先生とよく相談して治療方法を決めたいと思います。ありがとうございました！

Q15 歯の修復物、保険と保険外でどう違う？

—その種類と特徴—

むし歯の治療をしています。左の奥歯（第一大臼歯）は被せもの（クラウン）を取り替え、その隣の歯（第二小臼歯）は詰めもの（インレー）を作りなおす予定です。先生から素材の説明を受けましたが、初めて聞くことばかりで、よくわかりませんでした。まず、保険で詰めものの再製作をお願いする場合について教えてください。

保険診療は、使える素材が部位によって決まっています。下の小臼歯の場合、一般的には、金銀パラジウムの金属インレー、形態的に可能ならレジンで対応します。

金銀パラジウムって、なんですか？

いわゆる銀歯のことです。保険適応の金銀パラジウム合金は、「金の含有量が12％以上、それに加えて銀とパラジウムを含む金属」と規定されています。保険適応の金属はすべてＪＩＳ規格品で、メーカー品です。

金と銀とパラジウムだけで、できているんですか？

それ以外の成分についての規定はありませんから、メーカーごとに成分は異なるようです。すべての成分までは公表していないことが多いですが、日本国内で使われている歯科金属は、すべてＪＩＳ規格品ですので、信頼してよいかと思います。

金銀パラジウムで修復する場合のメリットを教えてください。

保険診療の最大のメリットは患者さんの経済的負担が少ないことです（キッパリ）。下の小臼歯のインレー修復でしたら、ほぼ3千円程度の負担で可能なはずです（医療費の3割自己負担の方の場合）。金属ですので、耐久性も期待できますし、歯科技工士さんが口腔外で模型を作って製作しますので、上手な人が作れば、ある程度のものは作れます。

〝形態的に可能ならレジンで対応〟とはどういう意味ですか？

むし歯が小さく、十分に歯質が残っている場合には、白色の歯科用プラスチックであるコンポジットレジンという材料を詰めて（充填して）修復できることもあります。コンポジットレジンを接着材で付ける修復も保険適応で、1千～2千円くらいの自己負担で可能なはずです。ただ、ケースを選びますので、できるかどうかは実際に診察してみないとわかりませんね。

見えるところですから、できれば白くしたいので、このレジン充填という方法ができればうれしいです。

レジンは硬化させる前はペースト状ですので、四方に歯質が残っていないと充填しにくいこともあって、インレーを入れるために削る箇所（窩洞《かどう》）が小さい場合に対象になることが多いようです。インレーの再製作の場合でしたら、すでにインレー用に歯が形成（削ること）されているはずですから、レジン充填はおそらく難しいと思います。

レジンでインレーを作れないでしょうか？

できなくもありませんが、咬み合わせ面の大きな欠損をレジンで修復するかどうかは、担当の歯科医師の考え方しだいでしょう。

保険外ですと、どうなりますか？

金属修復でしたら、白金加金か金、白くしたいのなら、オールセラミックやハイブリッドレジンになると思います。

白金加金と金の違いがよくわかりません。

白金加金も金も50年以上前からある修復材料です。目立つ違いは色でしょうか。金は金色、白金加金はパッと見は銀色ですが、保険適応の銀歯と違って、底光りするというか、ちょっと艶のある黒みがかった銀色になることが多いようです。大まかには、軟らかいほうがよい、あるいは融点が低くてもよい場合は、金。硬いほうがよい、あるいは融点が高いほうがよい場合は、白金加金という使いわけになると思います。インレーの場合は、調整のしやすさ、反対側の歯（対合歯）を摩耗させせないなどの理由から、金がよいとされています。

保険適応の金属と保険外の金属の違いを教えてください。

まず、患者さんの負担金額が違います（笑）。それから、仮に同じ歯科技工所に作製を依頼したならば、保険外のほうを上手な歯科技工士さんが担当することが多いように思います。また、保険適応の場合は、5つまとめて作ってコストを押さえたりしますが、保険外の場合は、ひとつひとつていねいに作ることが多いので、仕上がりもよいことが多いです。少なくとも、同じ人が作った場合、保険のほうがよいできということはありえないでしょう。ただ、保険適応の修復物でもきちんと作れば、十分なものができますし、保険外の修復物でも、万が一手抜きをしたり、上手でない人が作ればよいものはできませんから、結局のところ、修復物の出来は保険か保険外かよりも、歯科医師と歯科技工士の腕しだいになると思います。

オールセラミックとハイブリットレジンは、どう違うんですか？

オールセラミックは文字どおり陶器ですので、白くて硬く、吸水性がないので変色しません。ただし、焼き物ですから、複雑な形状を作りにくく、素材的にも、とくに端が欠けやすい（チッピング）ので、形成のしかたのセオリーを守る必要があります。また、天然の歯よりも硬いので、時間がたつにつれて、対合歯を摩耗させる可能性もないではありません。ハイブリッドレジンは、レジンの中に硬質なガラス質の粒（フィラー）を混ぜて、硬度と耐久性を高めたものです。こちらは、オールセラミックのように高温で焼き締めたものではなく、いうなればプラスチックに硬い粒を混ぜて硬めたものですので、吸水性があり、やや変色する傾向があるようです。また、基剤がレジンで軟らかいため、摩耗しやすいといわれています。

見ためを考えると白くしたいのですが、歯を削る量も気になります。金属と金属以外では差がありますか？

意外かもしれませんが、金属のほうが歯を削る（形成）量が少ないことがあります。金属ならば、複雑な形状にも対応できますし、1㎜以下の薄さでも耐久性を発揮しますが、オールセラミックはそうはいきません。ある程度、大きめのブロック状に仕上げられるよう、歯の形成量を増やす必要があります。

えー！　金属のほうが歯を削ると思っていました。

確かにレジンで小さく修復できるむし歯を、あえて金属インレーで修復する場合は金属のほうが切削量が多くなります。ですが、ある程度の大きさのむし歯の修復の場合には、かえって金属のほうが歯の形成量が少なくて済むこともありますから、担当の先生と相談してみてください。

保険外の材料なら、いいことずくめかと思っていましたが、そうでもないんですか？

修復材料にはさまざまな特徴があり、新しいものがすべてにおいて勝っているということもありません。術者の技量もさることながら、結局は、むし歯のある歯の状態と、患者さんの気持ちというか、何を優先するかで決めるしかないように思います。

わかりました。担当の先生に希望を伝えて話し合ってみます。それから、奥歯の被せもの（第一大臼歯のクラウン）の取り替えを保険でお願いするとどうなりますか？

金額的には、クラウンを取り替えるだけなら数千～1万円以内で済むはずです（医療費の3割自己負担の方の場合）。保険適応の素材は金銀パラジウム合金になります。

保険外の金属ですと、白金加金か金ですか？

意外かもしれませんが、保険外の見ために白い被せもの、いわゆるメタルボンドの正式名称は、金属焼付ポーセレンクラウンで、主に白金加金の金属クラウンに、陶材を高温で焼き付けたものです。表面が白いので、中まで陶器だと勘違いされますが、本体は金属なんですよ。

えー！　中まで陶器じゃないんですか！　どうして白金加金が土台に使われるんですか？

高温で焼き付けるため、金では土台の金属が溶けてしまいますので、白金を加えて融点を高くしないと作製できないからです。

そうなんですか！　そのほかの白い被せものなら、セラミック製になりますか？

ほとんどそうだと思います。稀に硬質レジンで作ったクラウンもありますが、割れやすいとされていますので、選択されるケースは少ないでしょう。ほかにも新素材があるようですが、結局は歯科医院が提携している歯科技工所しだいになりますので、詳しくは担当医と相談してください。

わかりました。奥歯は見えにくいところなので、よく考えてみます。精度を考えるならやはり保険外でしょうか？

これは結構落とし穴なんですが、たとえば同じ歯科技工所に依頼する場合、保険の金属と保険外の金ならば、間違いなく金のほうができがいいです。ただ、保険外で白いクラウンを依頼する場合、金属に比べると歯を削る量が多く、歯と修復物の適合する部分（辺縁）の形成の難易度が高い傾向がありますので、精度は保険を含む金属全般のほうが出しやすい可能性があります。

そうなんですか！　でも、女性なので、せっかくなら、白くしたいです。

歯の切削量を少しでも少なくしたいのか、白くないと耐えられないのか、患者さんの心情はわかりませんし、経済的な負担の問題もありますから、よく考えて自分はどうしたいのかで決めていただくとよいと思います。金属を選択するか、白い歯を選択するかは突き詰めると文化の問題です。細かいことをいい出したらきりがありません。ただ、値段が安いものがすべて悪いというわけでもありません。たとえば、メタルコア（欠損が大きく歯にクラウンを被せる場合に補強のために中に入れる金属の土台）などは、金でも白金でもなく、保険適応の銀合金（高インジウム含有）がよいとされています。金ですと、粘りがありすぎて力が加わるとその方向に変形してしまいますし、白金加金では、硬すぎて力が加わると歯のほうが折れてしまうため、ある程度力が加わっても変形せず、歯よりもわずかに先に折れるくらいのほうがちょうどよいといった点からかと思います。

本当ですか！　保険のものはよくないと思っていましたが、そうでもないんですね。

なんでもそうですけど、高ければいいというものではありません。素材の性質を理解して、最適なものを選ぶ、選べる力量のある歯科医師の意見を参考にしましょう。

被せものの土台に使う金属の種類は、先生にお任せするしかありませんので、よろしくお願いします。

患者さんの希望を聞くことも大切ですが、医療情報を伝えることは、インフォームドコンセントの基本ですから、まずは、遠慮せず、担当医に素材の性質を含めた治療内容を相談してみることをお勧めします。インフォームドコンセントを雑談や商談と勘違いしないようにしてくださいね（キッパリ）

私は、雑談も好きです（笑）

Q16 日常の食生活で歯が溶けてしまうことがあるって本当？

—エナメル質の重要性と酸蝕症《さんしょくしょう》—

ヒトの永久歯は何本かご存じですか？

え？…… だいたい30本くらいですか？

まあ正解です（笑顔）。意外に知られていませんが、歯の本数は親知らずも含めて32本が標準です。親知らずを除いて28本といってもよいかもしれません。ただし、永久歯の一部が生えない場合や、多めに生えることもありますので、だいたい30本前後とお考えになってよいでしょう。

お誉めにあずかってうれしいのですが…… まったく見当がつかなかったので、8020《ハチマルニイマル》運動に10本程度足して答えただけです（大汗）

えっ?! もう少し、歯に関心をもっていただきたいですね。でも、たまに50本なんて答えもありますから、いいほうかも。

正直にいいますと、歯を意識するのは、痛くなったときと詰めものが取れたときだけです。言い訳になりますが、「食後は歯をみがきましょう」ということ以外に、歯について教わったことはありません（汗）

歯は、大切にすれば一生使える臓器なのに…… 本当に残念です（がっかり）。口の中にあるので、なかなか実感がわきませんが、歯は小さいながら、非常にユニークな臓器なんですよ。

臓器なんですか?!

歯の性質がわかれば、歯をケアしたり、生活習慣を見直したりする励みになるかもしれませんね。歯は硬い部分（硬組織）だけに限っても、エナメル質、象牙質、セメント質の3つの異なった組織からできています。象牙質とセメント質は中胚葉性間葉組織由来で、その成分は骨に近いのですが、エナメル質は外胚葉性の組織で、その形成過程や成分は骨や象牙質とはかなり異なっています。それから……

え?……　一度におっしゃられてもついていけませんので、まず、エナメル質の性質から教えてください。

わかりました（キリリ）。エナメル質は、組織発生学的には、皮膚や爪、毛髪と同じく、外胚葉性の組織です。

爪と同じなんですか?

永久歯のエナメル質は、一生生え変わらない爪のようなものです。爪ならば、割れても傷ついても時間が経てば生え変わりますが、エナメル質は、今のところ、一度失われると再生しません。

確かに……（プチショック）

Q 16　日常の食生活で歯が溶けてしまうことがあるって本当？

―エナメル質の重要性と酸蝕症―

なんだか心細くなりますが、ヒトのエナメル質は、動物のなかでは非常に硬く、イヌやラットなどとは比べものになりません。ヒトのエナメル質を削るときは、さらに硬いダイヤモンドの粒子を使わないと削れません。

そんなに硬いんですか？

モース硬度は、ほぼ7ですから、普通のナイフでは傷をつけることができず、かえって刃が傷むレベルです。

歯は、とても硬いエナメル質の塊ということですね！ それなら安心です！

それは、違います。エナメル質は歯の表面にしか存在しません。その厚さは、部位によって異なり、歯冠部の一番厚いところでも約2㎜、歯茎部の薄いところでは1㎜以下しかありません。

厚いところで2㎜……？ ペラペラではないですか！ 80歳まで生きるつもりなのに、大丈夫でしょうか？

「大丈夫です」といいたいところですが、80歳まで使うつもりなら、ていねいに取り扱う必要があります。歯は、口の中の細菌、硬い食べ物やすっぱい飲み物などに直接接触し、しかも咀嚼時には最大で体重に相当する大きな咬合力が加わるという、非常に過酷な環境に対応しなければならない臓器です。とくに、表面のエナメル質を一生使うためには、皆さんの心がけが大切です。

Q 16　日常の食生活で歯が溶けてしまうことがあるって本当？

—エナメル質の重要性と酸蝕症—

どんなことを心がければいいんでしょうか？

一般的なことですが、まず、むし歯や歯周病にならないように、お口の中を清潔に保つように努めてください。歯みがきなどのセルフケアを欠かさないことと、定期的に、身近な専門家の指導を受けることも有益です。

心がけプラスお手入れですね。

そのとおりです。それに加えて、普段の生活習慣にも、ちょっと気をつけてくださると、エナメル質が長もちする可能性がぐんと高くなります。

どんなことに気をつければいいんですか？

ヒトの歯のエナメル質は、食物を咀嚼するときに、歯と歯が接触することや、日常的な咬み合わせなどによって、自然に少しずつすり減っていきます。生涯における摩耗による歯質の欠損量は、臼歯部で1年に30〜40μm（0・03〜0・04mm）という報告もあります。実際の摩耗量には、個人差がありますので、一概にはいえませんが、高齢の患者さんの臼歯部を拝見すると、摩耗によってエナメル質がなくなって、象牙質が露出しているケースはよくあります。

自分の歯で自分の歯を研磨するような感じですか（トホホ）。40μm×だいたい50年として……　60歳頃には2千μmくらい、自然になくなるということですか？　えっ！　2千μmって、換算すると2mmですよね?!　エナメル質の厚さとほとんど同じではない

ですか！（ショック）

数字の上ではそうなります。しかし、経時的な摩耗は、自然で生理的なものです。病気ではありませんし、とくに症状も出ないことがほとんどですので、そう心配することはありません。

病気ではないんですね。安心しました（ホッ）

ただし、最近、生理的な摩耗とは異なる、エナメル質の異常な摩耗が臨床的に注目されるようになってきました。

エナメル質が失われる病気が流行っているんですか？（不安）

病気というより、患者さんのライフスタイルの変化によって、これまでにはなかったエナメル質の欠損がみられるようになった、というほうが近いですね。

硬度7にダメージを与えるようなライフスタイルですか？　ちょっと思いつきません。まさかとは思いますが、私もやっていることでしょうか？

可能性はありますね。特別変わったことならば、わかりやすいのですが、ごく当たり前のことばかりなので、かえって気がつかないんですよ。

たとえば？　具体的に教えてください（心配）

歯が酸に弱いことは、これまでに何度もお話していますが、日常生活で食べたり飲んだりするもののなかにも、かなり酸性度が高いものがあります。これらは、普通に摂

Q 16　日常の食生活で歯が溶けてしまうことがあるって本当？
—エナメル質の重要性と酸蝕症—

取する程度なら大きな問題を引き起こしませんが、たとえば、健康増進のためにお酢を毎日飲み続けたり、ダイエットのために、果物、とくに酸性度の高い柑橘類だけを大量に摂取し続けたりすると、歯の表面のエナメル質が溶けてしまうおそれがあります。

お酢と柑橘類は、健康食品の代表ではないですか！　お酢もすっぱい果物も大好物です。我慢するなんて辛すぎます。

普通に食べる程度なら問題はないんですよ。問題なのは、極端な食べ方や、だらだらとした長時間にわたる摂取です。たとえば、「お酢を毎朝口に含む」「クエン酸の錠剤をかじる」「スライスしたレモンをムシャムシャ食べる」などの行為は、歯のエナメル質にダメージを与えてしまいますので、注意してください。

レモンを紅茶に入れたりはしますが、さすがにそんな食べ方をしたことはありません（笑）。

まあ、そうなんですが、エナメル質が不自然になくなっている患者さんと話をすると、健康によかれと思ってなさっていることが結構あるんですよ。

確かに……　食べられるものは無害だと思い込んでいますから、すっぱい食べ物が歯にダメージを与えることがあるなんて、これまで一度も考えたことがありませんでした。

ご紹介したのは、極端なケースですが、一般的な摂取をする場合でも、ちょっとした工夫をされると、エナメル質への影響が出にくくなります。まず、お酢や柑橘類、炭酸水など酸性度の高い食品を長時間口の中に溜めておかないように心がけてください。飲むなとはいいませんが、できれば、歯に触れたり、口の中が酸性になったりする時間を短くする、場合によってはストローを使うなどの工夫をすることも有益です。
それから、食べた後に、水やお茶で口をゆすぐことも効果的です。

なるほど！

それから、胃液は強酸です。げっぷの出やすい方は、後からお水で口をゆすいだほうがよいでしょう。とくに、過食症など、頻繁に嘔吐を繰り返す方は、胃液による歯へのダメージが強いことがわかっています。

そうなんですか！

さらに、唾液には、歯を守り、ダメージを回復するために有効な成分がたくさん含まれています。適切な水分補給を心がけて、水分の不足で唾液が出にくくならないように気をつけてください。また、高血圧症のような内科の疾患をおもちの方のなかには、お薬の影響で唾液が出にくくなる方がいらっしゃいます。この場合も、できるだけ注意して、お水を飲むなどして、唾液が出やすいように心がけてください。

確かに、教えていただいたことは、すべて、何気ない日常の習慣にかかわることばかりですね。

かつては、メッキ工場やガラス細工工場などで、酸性ガスの吸引によって歯に影響が出る「酸蝕症」が問題になりましたが、作業環境の改善がはかられ、現在ではほとんどみられなくなりました。それに代わって増えてきたのが、一般の方の食習慣の変化などによって生じた新たな「酸蝕症」です。酸蝕症の予防には、患者さん自身の自覚と心がけが大切です。ぜひ、一度、ご自身の生活を振り返ってみてください。

わかりました。ありがとうございます！

Q17 歯を中から白くする方法があるって本当？

―インターナルブリーチによるホワイトニング―

神経を取った前歯がグレーに変色してきました。18歳なので、鏡を見るのが辛いです。

抜髄した歯のすべてがそうなるわけではありませんが、抜髄すると、歯に栄養が行きわたらなくなるため、局所的に老化が起きたり、とりきれなかった歯髄の残り（残《ざん》滓《し》）の影響で変色が出てしまうことがあります。

歯みがきを頑張れば、元に戻るでしょうか？

このような場合は、象牙質とよばれる歯の内部が変色していることがほとんどですので、残念ですが、歯みがきでは色は戻せません。

神経を取るまでは白い歯でしたからショックです。どうにかならないでしょうか？

たぶん、なりますよ。

本当ですか？　どうすればいいんですか？

歯を白くする方法はいろいろあります。

でも歯の形は変えたくありません。変色さえなかったら……

それでしたら、まず「ホワイトニング」を試してみたらどうですか。歯を削らずに本来の色を取り戻せる可能性が高いと思いますよ。

Q 17　歯を中から白くする方法があるって本当？
―インターナルブリーチによるホワイトニング―

本当ですか！　詳しく教えてください。

ホワイトニングは、薬剤を使って変色した歯を化学的に白くする方法です。ホワイトニングには適応症と非適応症があって、万能の処置方法ではありませんが、歯は削れば削るほど寿命が短くなってしまいますので、まず歯を削らなくてもいい方法から試してみることをお勧めします。

でも、薬剤で歯を白くするなんて、ちょっと怖いんですが……　安全性は大丈夫でしょうか？

ホワイトニングの歴史は意外に古く、１８４４年にBerdmore《ベルドモア》がミョウバンでホワイトニングを行ったという記録があります。現在のホワイトニングは、１９６８年に矯正医だったKlusmier《クルスミエール》が発見した原理を基礎にしています。１９８９年にHaywood《ヘイウッド》とHeymann《ハイマン》によって実用化された施術です。欧米では20年以上の実績がありますから、安全性については問題ないでしょう。ただ日本でホワイトニング剤が発売されたのは１９９７年で、ご自身で行うホームブリーチの正式認可が下りたのが２００１年です。それ以前はアメリカの審美学会に所属していた一部の歯科医師しか取り扱っていませんでしたから、日本で広まるのはこれからかもしれません。

私が生まれるずっと前からあったんですね。知りませんでした。でも、歯を化学的に白くするなんてことが……　できるんですか？

できます（キッパリ）

本当ですか！　どんな原理で歯が白くなるんですか？

過酸化水素（オキシドール）が水と酸素に分解される際に、それに付随して生じるフリーラジカルを利用して、有機質中に含まれる色素を分解して無色化するのが、ホワイトニングの基本原理です。

化学式　$2H_2O_2 \rightarrow 2H_2O + O_2$（＋フリーラジカル）

ホワイトニングにはいろいろな方法がありますが、基本的な原理は漂白と同じで、使用する主な薬剤は過酸化水素です。オキシドールといったほうがわかりやすいかもしれませんね。

オキシドールって、傷口を消毒するお薬のことですか？

そうです。

それなら、私も使ったことがあります。昔から使われてきた消毒薬と同じ原料なんですね。ところで、フリーラジカルってなんですか？

分子のペアの片方が不足し、つねに不安定な状態の電子を含む状態の分子のことです。フリーラジカルは他の物質にぶつかると連鎖反応を起こし、相手の電子を奪い取りま

Q17　歯を中から白くする方法があるって本当？
―インターナルブリーチによるホワイトニング―

すが、このときに色素を無色化します。その作用を利用して、変色部分を漂白するとお考えください。

オキシドールが使われるのはどうしてですか？

オキシドールは非常に不安定で、酸素を放出しやすい分子構造をしているため、強力な酸化力をもつハイドロキシラジカルがつくられやすいうえ、適正な濃度で使えば人体に無害だからです。高濃度の過酸化水素を120時間接触させたときに歯から溶け出すミネラルの量は、フルーツジュースに2分程度接触させたときと同程度という研究報告もあります（Park《パーク》ら、2004年）。

フルーツジュースなら毎朝飲んでいます！　具体的な方法について簡単に教えていただけますか？

神経を取った歯のホワイトニングには、二通りの方法があります。ひとつは「インターナルブリーチ」といい、抜髄した歯の髄腔内にホワイトニング剤を封入して歯の内側からフリーラジカルを作用させて色素を分解する方法です。もうひとつは「バイタルブリーチ」で、歯科医院で歯の表面にホワイトニング剤を塗り、レーザーやプラズマライトなどを照射して塗布した薬剤を活性化させ、フリーラジカルを生成して、歯の中にある色素を分解する「オフィスブリーチ」と、安全性の高い薬剤を使って、患者さんが自分で行う、「ホームブリーチ」があります。

私の場合はどちらがいいんでしょうか？

インターナルブリーチは、歯の内部に薬剤を封入するスペースを必要とする術式ですので、抜髄することが条件になります。すでに抜髄されているのでしたら、インターナルブリーチをするために新たに抜髄する必要がありませんし、歯の内部の変色に直接作用しますから、効果も期待できるかもしれません。

つまり、「あなたの前歯は抜髄済みだから、すぐにホワイトニング剤を封入できますよ」ということですね（トホホ）

バイタルブリーチは、文字どおり神経のある歯（vital）に行うブリーチのことで、歯の表面にホワイトニング剤を塗って行いますので、抜髄する必要がありません。ですので、神経のある歯のホワイトニングに適しています。神経のない歯に施術することも不可能ではありませんが、効果が弱いため、神経のない歯は、原則インターナルブリーチです。

抜髄した歯なら、インターナルブリーチが基本なんですね。もう少し詳しく教えていただけますか。

注意していただきたいのは、インターナルブリーチにも二通りの方法があるという点です。ひとつは「ウォーキングブリーチ」といい、抜髄して根管治療が完了した歯の髄腔内に30〜35％の過酸化水素と過ホウ酸ナトリウムを混和したペーストを封入して漂白を行う方法で、１９６７年にNutting《ナッティング》とPoe《ポー》によって発表されました。ウォーキングブリーチの漂白作用は緩慢ですので、通常、１週間に１回程度薬剤を交換し、これを繰り返して歯を白くしていきます。

ウォーキング？　変わった名前ですね。

ウォーキングブリーチは、「薬剤を歯の中に入れたまま歩き回っているうちにホワイトニングができる」という意味でつけられた名称で、キャッチフレーズみたいなものです。

ウォークマンと同じ発想。

もうひとつは、「髄腔の穴に（アクセスオープニング）ホワイトニング剤を注入してオフィス（歯科医院）でホワイトニングを済ませ、終了したら薬剤をすべて除去し、これを繰り返し行う方法です。この方法ですと、過酸化水素が長時間密封されることによって生じるリスクがありませんので、欧米ではこちらが主流になってきています。

こちらも愛称があるんですか？

いいえ、こちらは単にインターナルブリーチとよばれています。つけるとすれば、「インターナル・オフィスブリーチ」になるでしょうか。

ちょっと地味かも。ところで、先ほどおっしゃられた過酸化水素が密封されることによって生じるリスクって、どんなことですか？

長時間過酸化水素を密封して封入するウォーキングブリーチ方式ですと、ホワイトニングにともなって放出されるフリーラジカルの逃げ場がないため、フリーラジカルがセメント質を通り抜けて、歯と骨をつなぐシャーピー繊維というところから骨に到達して、骨や歯根が浸食されてしまうことがあります。また、根管治療が不十分ですと、同じく根尖側までフリーラジカルが到達し、痛みが出ることがあります。もちろん、このリスクを防ぐ方法も考案されていますので、ホワイトニングに詳しい先生ならば、適切な対策をとってくれますから、問題は起きないはずです。

なるほど。何となく感じがつかめてきました。もう少し心配なことをお伺いしていいですか。

いいですよ。

私の歯は神経を取った後、歯の根っこの治療（根管治療）を受けているんですが、そんなところにホワイトニング剤を封入しても大丈夫でしょうか？

インターナルブリーチ方式は、歯肉縁下2㎜までの根管充填材を除去し、そこに薬剤を入れて施術するのが基本的なやり方ですので、緊密な根管充填が完了していることはむしろ重要な前提です。緊密な根管充填がなされていないと、先に説明したホワイトニングの際に発生するフリーラジカルが根の尖端（根尖）まで到達し、痛みが出たり、根尖病変が悪化することがあります。

Q 17　歯を中から白くする方法があるって本当？
—インターナルブリーチによるホワイトニング—

根っこの尖端に病気があると、インターナルブリーチはできないんですか？

根尖病変があったり、根管充填が根尖までできていなかったりする場合には、再根管治療が必要です。

そうなんですか。それから、私の歯の一部には、プラスチックの詰めものが入っているんですが、この部分もホワイトニングで白くなりますか？

ホワイトニングは、フリーラジカルによって有機質の変色を無色化して歯の色を取り戻す方法ですので、天然の歯にしか作用しません。たとえばコンポジットレジンなど人工の充填物は白くなりませんので、色を合わせたいのでしたら、詰め替えをする必要があります。

私の場合、詰めてあるのは歯の裏側だけで気になりませんから、そのままでいいのですが、表から見える場合は詰め替えをしないと気になるかもしれないですね。その部分の詰め替えで、再度歯を削るなんてことになったら、元も子もないような気もするんですが、大丈夫でしょうか？

ケースバイケースですが、たとえば、最初から歯の全周を削らなければならない修復方法と比べると、コンポジットレジンをていねいに詰め替えていったほうが、結果的に歯を削る量は少なくて済むはずです。また、コンポジットレジンの変色は、表面を研磨するだけで戻せることも多いですし、性能の向上により、変色しにくいコンポジ

●すぐわかるホワイトニングの種類早見表

インターナルブリーチ ・ウォーキングブリーチ方式 ・インターナル・オフィスブリーチ方式	・歯の内部に薬剤を封入する ・抜髄が必要
バイタルブリーチ ・オフィスブリーチ方式 ・ホームブリーチ方式	・歯の表面にホワイトニング剤を塗る ・抜髄の必要なし（抜髄されていても不可能ではない）

ットレジンも増えてきています。最近では、歯の治療はできるだけ最小限の介入で行い、極力天然の歯を残していくという考え方（ミニマルインターベンション、Q8参照）が主流となっていますが、それにならえば、まずは歯を削らずにホワイトニングを行い、効果が得られない場合に他の方法を行っても、けっして遅くはありません。

本当ですね。ホワイトニングについて教えていただいたのは初めてですので、まだわからないことがたくさんあります。

わからないことは、どんどん聞いてください。Q18では、神経のある歯のホワイトニングについて、説明しましょう。

ぜひお願いします！

Q18 歯を表面から白くする方法はないの？
—バイタルブリーチによるホワイトニング—

ホワイトニングは神経を取らないとできないんですか？

ひと昔前は、ホワイトニングといえば、前述の神経を取った（抜髄）穴の中に薬剤を封入して行う「ウォーキングブリーチ」を指すことが多かったのですが、技術が発達し、神経のあるなしにかかわらず、ホワイトニングができるようになってきました。神経のある歯のホワイトニングは、「バイタルブリーチ」といわれています。

神経のある歯でも変色することがあるんですか？

ええ、あります。抜髄は変色原因のひとつにすぎません。歯の変色には大きくわけて二通りあります。ひとつは歯の内側の変色で、加齢、テトラサイクリンなどの抗生剤の作用、フッ素の多量摂取、抜髄などによって起こります。もうひとつは、外側の変色で、こちらは、飲食物の色素の着色、むし歯や詰めものの色移りなどが原因です。

変色の原因はいろいろなんですね。

ええ、加齢による変化は万人に起こりえますし、歯が白くないという悩みを訴える方は、意外に多いんですよ。

お友だち発見（笑）。でも、神経がある歯の場合は、薬剤を封入する穴があいていな

●オフィスブリーチ一覧表

名称	濃度	触媒	触媒の強さ
ハイライト	35%	ハロゲンライト	弱
レーザーホワイトニング	35%	アルゴンレーザー	普通
プラズマアーク	35%	プラズマアークライト	普通
ブライトスマイル	15%	ガスプラズマライト	強
ズーム	25%	ショートアークメタルハライド	強
ビヨンド	35%	ハロゲン	弱
ティオン	22.5%	LED	普通

いわけですから、インターナルブリーチ方式のホワイトニングはできないですよね。どうやって施術なさるんでしょうか？

最近のホワイトニング技術の向上はすばらしく、神経のある歯を白くする方法が数多く考案されています（一覧表参照）。

いろいろあるんですね。オフィスというのは、どういう意味ですか？

歯科医師のオフィスで施術するという意味です。

なるほど。ところで、使用する薬剤は、どの方法でも同じでしょうか？

ええ、より反応を大きくするために触媒を加えるスタイルもありますが、主な成分は35％の濃度の過酸化水素（オキシドール）です。

同じ薬剤を使うのに、効果に違いがあるのはどうしてですか？

オキシドール単独の化学反応ですと、フリーラジカ

Q 18　歯を表面から白くする方法はないの？
—バイタルブリーチによるホワイトニング—

ルの発生量が少ないため、十分な効果が得られません。十分な効果を得るためには、さまざまな触媒を使って、オキシドールを活性化させ、大量のフリーラジカルを発生させる必要があります。オキシドールを活性化させる触媒のひとつに光線があります。さまざまな光線が触媒として使われますが、その種類によって、活性化の度合いが異なるため、発生するフリーラジカルの量に違いが生じます。ですので、同じ濃度の過酸化水素を使っていても、効果に違いが出てくるんですよ。

なるほど。オフィスブリーチですと、1回で白くできるんですか？

ウォーキングブリーチと比べると、オフィスブリーチのほうが短時間で効果がありますが、それでも一般的には1回の施術時間が約1時間、回数は3回から6回程度はかかることが多いと思います。

忙しいので、一気に6時間分まとめて施術というわけにはいかないでしょうか？

知覚過敏などの問題で、6時間分まとめてはできませんが、最近では効果的な触媒で1回約1時間で白くできるシステムも出てきています。

それはうれしいです！　ところで、歯の表面に薬剤を塗るだけですと、歯の内部の変色には効果がないのではないですか？

最近の研究で、ホワイトニングの効果は、エナメル質の表面だけでなく、象牙質まで到達していることがわかっています。歯の表面に薬剤を塗っただけでも、エナメル質の微細な隙間を通して、歯の深い部分まで白くすることができます。

なるほど。だから、私のように神経を取った後に変色したケースでも、オフィスブリーチで効果が出ることがあるんですね。

加齢による黄ばみ変色は、オフィスブリーチの最適症例です。

そうなんですか。私は18歳（自称）ですから関係ないかな？　あと、先ほどお話された抗生剤（テトラサイクリンなど）による変色にも効果があるんですか？

テトラサイクリンによる変色は、色の程度や種類、着色の場所によってはホワイトニングで十分な効果が期待できない場合があります。とくに縞模様や歯の根元部分の着色は均一には白くなりません。

あまり期待できないんですか？

テトラサイクリンは、象牙質や骨に着色します。象牙質まで白くすることができれば、効果は期待できます。これにはゆっくりと時間をかけてホワイトニングを行うことが必要です。テトラサイクリンによる変色でも、きれいになった症例もありますので、試してみる価値はあると思います。効果がなければ、そのときに「ラミネートベニア」（歯を薄く削って歯と同じ色のセラミックなどの板を貼り付ける方法）などを考えても遅くはないでしょう。

多少でも着色が薄らげば、満足できるかもしれませんから、まずは神経を取らない方法のホワイトニングから試してみるとよさそうですね。フッ素の過剰摂取による変色にも効果があるんですか？

フッ素は、自然界に一般的に存在する微量元素で、多くの食物に含まれています。普通に生活している限り、過剰摂取の心配はありません。リスクがあるとすれば、フッ素の濃度がきわめて高い井戸水を常用している方くらいでしょうか。

それなら心配することはないですね。ところで、お友だちから自宅でホワイトニングしていると聞いたことがあるんですが、ウォーキングブリーチのことでしょうか？

おそらく「ホームブリーチ」のことでしょう。ホームブリーチは、アメリカでは１９８９年から行われているホワイトニング方法で、日本では２００１年に厚生労働省の認可を受けました。歯の型をとって歯のカバーを作り、その中にホワイトニング剤を入れてご自宅で使用するホワイトニング方法です。

自分でやるということですか？

そうです。国土が広いアメリカでは、気楽に歯科を受診できません。そういう事情もあって、自分で手軽にできるホームブリーチが一般に広まっています。

えっ！　そんなことをして、大丈夫なんでしょうか？

ええ、最初にお話しましたように、ホワイトニングに使う過酸化水素は濃度を守れば人体に無害な薬剤です。とくにホームブリーチは、患者さんご自身が施術することになりますから、安全のため、ホワイトニング剤の濃度は低く設定されています。

それなら、本当にお手入れ感覚でトライできそうですね。

アメリカでは、ホワイトニング剤が市販されているぐらいで、お肌のパックに近い捉えられ方をされているかもしれません。ホームブリーチには、日中30分から1時間程度使用するタイプと、夜、寝ている間に使用するタイプがあります。型さえとってしまえば、歯科医院に行かなくても自分で好きなときにホワイトニングができるので手軽ですが、効果は弱いです。

神経のない歯でもできますか？

歯の外側からの施術ですので、神経の有無にかかわらず可能です。ただし、神経のない歯では、効果は弱くなります。

本当にいろいろなホワイトニングの方法があるんですね。私の場合、どれからはじめたらいいでしょうか？

「審美歯科」の分野には、それなりの技術と時間が必要ですので、まずはホワイトニングに詳しい歯科医院を受診され、どういうステップで施術をすれば効果的か、聞いてみてください。

わかりました。ありがとうございます！

Q19 ホワイトニングって　痛くない？　安全性は？　気をつけることは？

ホワイトニングの予約をしたのですが、初めてなので、少し不安です。ホワイトニングをすると、歯が痛くなると聞いたことがありますが、本当でしょうか？

それは、知覚過敏のことでしょう。ホワイトニングは、過酸化水素が分解するときに発生するフリーラジカルの作用を利用して、歯の着色成分を分解して無色化する方法ですが、その際、フリーラジカルの刺激が象牙質細管というところを通して歯の神経を刺激してしまうことがあります。ホワイトニングで歯が痛くなるのは、フリーラジカルによる刺激が原因の一時的なものですので、時間が経つとおさまります。

むし歯とは違うんですか？

まったく違いますので、安心してください。

よかった！　でも、もし痛くならないホワイトニング方法があれば教えてください。

知覚過敏が起きるかどうかは、ホワイトニングの方法と薬剤の濃度によりますので、オフィスブリーチでも知覚過敏がまったく出ないこともありますし、ホームブリーチでも出る場合もありますから、どの方式が出にくいとは一概にはいえません。最近は、オフィスブリーチでも、過酸化水素の濃度が低いものが開発されていますので、知覚過敏は出にくくなっています。逆に、ホームブリーチは長時間薬剤を作用させるため、コントロールが難しく、10%程度の低濃度の薬剤でも知覚過敏が出ることがあります。

わかりました。痛くならないことを祈ります（笑）

現在、ホワイトニングの研究は、効果を上げることと知覚過敏を抑制することに主眼がおかれています。薬剤の濃度を下げれば知覚過敏は少なくなりますが、効果も弱くなってしまいます。ここがジレンマなのです。ただ、最近は、低い濃度で高い効果が出せるように触媒を入れたり、強い光を使ったりして、余分な刺激を極力少なくする研究や、歯質に薬剤を塗布して、刺激が伝わるルートをシャットアウトする方法などが考案されていますから、いろいろな方法を組み合わせることで、知覚過敏はかなり防ぐことができるようになってきています。

どんな方法があるんですか？

ホワイトニングで生じる知覚過敏は、主に露出した象牙質に直接ホワイトニング剤が接触した場合と、ホワイトニング剤がエナメル質のすきま（間隙《かんげき》）を通って象牙質に到達した場合に起こります。ですので、まず象牙質が露出してしまっているところには、ホワイトニング剤を塗らないようにガードすることが大切です。エナメル質を通しての知覚過敏の場合は、ホワイトニングの前後に、象牙質細管を封鎖する薬剤を歯の表面に塗布し、エナメル質内にカルシウムやアパタイト（燐《りん》灰《かい》石《せき》）を沈着させてすきまを埋め、刺激が歯髄に到達するルートをふさぎます。

どんな薬剤が使われるんでしょうか？

フッ化ナトリウムや硝酸カリウム、シュウ酸、乳酸アルミニウム、ACP（非結晶性リン酸カルシウム）などを塗布して封鎖します。これらは、歯みがき剤にも配合されている安全性の高いものばかりですので、安心してください。

薬剤を歯に塗るだけで効果があるんですか？

歯にはわずかですが、吸水性がありますので、塗るだけで効果が得られることがわかっています。

フッ化ナトリウムを配合した歯みがき剤なら、毎日使っています！　歯がしみると、すごく不安になりますが、一過性のもので安全な対策もあると伺って安心しました。ところで、ホワイトニング剤は、過酸化水素だと教えていただきましたが、過酸化尿素という成分表記がある薬剤を見つけました。これは誤記でしょうか？

いいえ、誤記ではありません。歯科医院で使われるホワイトニング剤は35％の過酸化水素がほとんどですが、患者さんが自分で行うホームブリーチで使われるホワイトニング剤には、過酸化水素と尿素を結合させた過酸化尿素10％が使われます。過酸化尿素はゆっくりと分解しますので、効果はマイルドですが、刺激が出にくく、粘膜に触れても問題を生じないという特徴があります。

そうだったんですか。安全性は大丈夫でしょうか？

ホームブリーチで使われている過酸化尿素は、元々は歯肉炎や歯周炎の治療薬として研究されていたものですから、安全性の問題はないでしょう。

歯肉炎の治療薬だったんですか！

その前に、気をつけていただきたいのが、ホワイトニング後の飲食です。ホワイトニング直後は、過酸化水素の作用で、歯の表面の有機質の膜（ペクリル）がなくなり、ハイドロキシアパタイトという結晶がむき出しの状態になっています。このときに、酸性の強い飲み物（炭酸飲料など）や柑橘類などを摂取すると歯の表面が溶けやすくなります。また、歯が非常に着色しやすい状態になっていますので、色の強い飲食物（カレーなど）を摂取すると、すぐに着色してしまいます。

白くなったから、色の濃いものを食べても大丈夫というわけではないんですね。

そのとおりです。とくにホワイトニング直後の1時間は注意してください。歯の表面に唾液が触れますと、徐々にペクリルが再生されて元の状態に戻りますので、少なくとも1時間、できれば何時間かは飲食そのものを控えると効果的です。また、可能ならば24時間程度は着色性の強い飲食物を控えるとベターです。

できたての白いキャンバスに黄色い色素が染み込まないように注意しないと（笑）

Q 19　ホワイトニングって　痛くない？　安全性は？　気をつけることは？

それから、高濃度の薬剤を使用するオフィスブリーチの場合、歯のエナメル質表面がわずかに荒れてすりガラスのように白くなることがあります。

そんなこともあるんですか？

通常は、数日のうちに元に戻りますので、ご安心ください。ただし、むし歯などがあると、その部分がかなり白くなり、なかなか戻らないこともありますから、施術前に担当の歯科医師とよく相談してください。

わかりました。

それから、歯が白くなった状態を長く維持したいのでしたら、基本的なブラッシングを欠かさないことと、タッチアップが必要ですので、覚えておかれるとよいでしょう。

タッチアップってどういうことですか？

タッチアップとは、定期的なメインテナンスホワイトニングのことです。ホワイトニングはメインテナンスが不可欠です。1回白くすれば終わりというものではありません。定期的なお手入れをしないと、徐々に再着色が起こります。通常、半年から1年で色がつきはじめ、何もお手入れをしないと、数年で元の状態に戻ってしまいます。

白さを保つ方法があるんでしょうか？

ホワイトニングで獲得した白さを保つには、ホームホワイトニングを併用することが有効です。専門の歯科医院で、マウスピースを作製してもらい、それに低濃度のホワイトニング剤を入れて、自宅で患者さんが自分でホワイトニングを行うことで、白い状態を継続することができます。

仕事をしていますし、日中マウスピースをはめるわけにも……

ホームブリーチには、就寝中にはめてもらって寝ている間にするナイトタイプと、日中1時間くらいはめてもらうデイタイプがありますから、好みのほうを選ばれるとよいでしょう。

わかりました！　それから、ホワイトニングをしてすぐに色が戻ったというお友だちがいたんですが、そういうこともあるのでしょうか？

ホワイトニングは、歯に含まれる着色有機質を物理的に分解して色素を消滅させるものですので、理論的にもすぐに色が戻ることや再着色が一気に起こることはなく、色が完全に元に戻るには年単位の時間がかかるということが、アメリカや日本の大学の研究でもわかっています。色戻りの主な原因は、水分（ペクリル）の再生（24時間以内）と色の落ち着き（2日～1週間以内）です。加えて、目が慣れてきたということもあるかもしれません。

なるほど。

ただし、先ほどお話したとおり、ホワイトニング直後の歯は非常に着色しやすい状態になっていますから、いきなり着色性の強い食品を摂取すると、1、2段階以上色が

Q 19　ホワイトニングって　痛くない？　安全性は？　気をつけることは？

ついてしまう可能性があります。

わかりました。気をつけます。神経のない歯のホワイトニングについては聞いたことがあったのですが、神経のある歯をホワイトニングできるようになっていたのには驚きました。歯に薬剤を塗るだけで白くできるなんて、不思議だと思っていましたが、歴史と実績のある方法だったんですね。

歯にはわずかですが吸水性があります。また、さまざまな触媒を利用しながら、歯の表面の微細なすきまを通して薬剤を歯の内部に染み込ませる方法で、歯を守りながら白くすることが可能な技術が開発されていますから、神経の有る無しにかかわらず、歯の色が気になる場合は、一度ホワイトニングの専門知識と設備のある歯科医院で相談をなさってみてください。

これまで、神経を取らないで、削りもしないで、歯を白くできるなんて、信じられませんでしたので、ホワイトニングは考えていませんでした。原理と安全性がわかりましたので、一度試してみようと思います。

効果は患者さんごとに異なりますが、施術後の歯の色を鏡で見て感激されたり、歓喜される方もいらっしゃいます。ホワイトニングで歯の色の悩みを和らげ、ＱＯＬ（生活の質）を高めてくださると幸いです。

わかりました！　ありがとうございます！

●簡単なホワイトニング適用基準

神経のある歯のホワイトニング	・オフィスブリーチ ・ホームブリーチ
神経のない歯のホワイトニング	・歯髄を取った穴を使ったインターナルブリーチ（ウォーキングブリーチおよびインターナル・オフィスブリーチ）が基本 ・バイタルブリーチ（オフィスブリーチおよびホームブリーチ）も不可能ではないが効果は弱い

Q 20 うちの子に永久歯が生えてこなくて心配……

子どもが歯科検診で「永久歯が先天欠如で、この乳歯が抜けた後に永久歯は生えてこない」と診断されました。突然の宣告で、どうしたらいいのか、本当に悩んでいます。

永久歯の一部の先天欠如は、めずらしいことではありません。よくあることです。

そうなんですか！　妊娠中の生活や環境の影響が子どもに出たのかと思ってました。

それはないと思います。永久歯の先天欠如は昔からあったようで、病的なものではなく、イレギュラーなものと考えられています。

そうなんですね（ホッ）。永久歯が先天欠如しているとわかった場合は、どうしたらいいんでしょうか？

まず後続永久歯が先天欠如している場合、一般にその乳歯はすぐには抜けません。乳歯は永久歯とは構造が異なり、永久歯と同じようにはもちませんが、40代くらいまでもつこともめずらしくありません。66歳で下の前歯の乳歯が残っている人もいます。

本当ですか！

永久歯が生えないと診断されると、ショックかもしれませんが、臨床的にはめずらしくなく、一種の個性ですので、まず過度に落ち込まないように気をつけてください。

慌てることはありませんので、いろいろな対策を考えておきましょう。

はい……

まず永久歯が先天欠如している事実を受け入れましょう。そして、少ない永久歯でよい歯列をつくることを目指す方法ですが、永久歯が先天欠如している隣の永久歯は通常よりもやや大きくなるという報告もあります。最近の子どもは、顎に対して歯が大きい傾向にあり、とくに先天欠如の頻度が高い下の前歯1本の欠如や上の小臼歯左右1本ずつの欠如では、早い時期（小学生くらい）に永久歯が先天欠如している乳歯を抜歯するだけで、何もしなくてもかえってきれいに歯が並ぶことも少なくありません。

少ない本数でもきれいな歯並びになるということですか？

なかには、歯科検診で指摘されて初めて歯の数が少ないと気づいた方もおられます。

普通に乳歯を抜くだけで済むことがあるんですね！（喜）

先天欠如している場所や本数、歯列の状態によっては、永久歯が欠如している乳歯を早期に抜歯するだけでなく、さらに矯正治療を行ったほうがよい咬み合わせを得られることもあります。下の前歯1本から上下左右4本の小臼歯の欠如までくらいであれば、矯正治療を併用すれば、よい歯並びにできる可能性が高いと思います。

「少し早めに矯正治療に入る」と考えればいいんですか！

ただ、2本以上連続して欠損している場合など、欠損本数が多い場合には、後で欠けている部分に人工的な歯を入れて補わざるをえない（補綴《ほてつ》）ように思います。

ケースバイケースなんですね。

以上は永久歯が少ないことを前提に、よい歯並びを目指す方法です。乳歯をできるだけ長持ちさせて使おうと思う場合には、また違ったアプローチになります。

できれば、「ある歯は抜きたくない」というのも本心です……

最初にお話ししたように、永久歯が先天欠如している場合、当該乳歯は、40代くらいまでもつことがあります。ですから、永久歯が先天欠如した乳歯を長く使うことを期待するなら、経過観察をすることになります。

そのまま一生もてばラッキーですものね（喜）

大人になっても乳歯が抜けずに残っている人はたくさんいます。ただし、いくら長もちすることがあるといっても、乳歯ですので抜けるときが来れば抜けてしまいます。

どういう抜け方をするんでしょうか？

乳歯は自分自身が吸収されて小さくなり、顎の骨から排出されるように脱落します。ですので、乳歯が抜けても骨はなくなりません。これは大人になってから乳歯が抜ける場合も同じです。歯周病などで永久歯が抜けるときには、周囲の骨が吸収されて抜けますが、それとは違う抜け方です。抜けた後の治療方法に影響が出ることはありませんので、一般に心配はいりません。ただ、残念ながら乳歯が抜けてしまえばその部分は欠損になります。その場合には、「補綴」によって欠損部分を補うのが一般的です。

〝ホテツ〟にはどんな方法があるんですか？

まず、抜けた部分にプラスチックの歯を入れ、両隣の歯に接着剤でくっつける方法があります。隣の歯を傷つけずにできるだけ早く見ためを回復したい場合にときどき行われます。また、抜けた乳歯を少し整形して、そのまま接着剤で付けることもできなくはないです。それから、欠損部分が狭く永久歯が大きめの場合で、しかも前歯の場合、隣の歯にレジンを盛り足して、すきっ歯のような感じに仕上げることもあります。

そんな方法があるんですか！

これらの方法は、それほど一般的ではありませんし、長もちは期待できません。ですので、状況によっては可能な場合があると考えてください。

一般的にはどうすることが多いんでしょうか？

両隣の歯を削って橋を架けるように人工歯と両隣の歯をくっつけてしまう「ブリッジ」という方法があります。保険でもできますが、何ともない両隣の歯を大量に削らなければいけないのが最大の欠点です。

そうですね……

最近では両隣の歯を傷つけないで済む「インプラント」にすることも少なくないです。ただし、保険ではできませんが。

う〜ん、お金がかかりそう！　それに確か土台となる骨を削るんですよね。不安です。

インプラント特有の難しさはありますが、ある程度の治療成績を期待できる方法も確立してきていますので、それほど不安視する必要はないと思います。もちろん、どの医療機関でも安心とまではいいきれませんが。あと、場所にもよりますが、親知らずを先天欠如部分に移植した患者さんもいます。

本当ですか！

それと取り外しのできる「入れ歯」でしょうか。これも保険でできるオーソドックスな治療法ですが、具合のよいものを作るのは簡単ではないですし、慣れも必要です。

若いうちにいきなり入れ歯はきついです。ところで、乳歯が大人になってから抜けた場合にも、歯と歯が自然に近づいてうまく歯並びが揃うことはないのでしょうか？

残念ながら大人になってから乳歯が抜けた場合に、自然に歯が移動してそのスペースをきれいに埋めることはまずありません。

……残念。では、大人になって乳歯が抜けた後、補綴をしないで放置すると見ため以外に何か不都合が生じますか？

隣の歯が抜けると、歯は水平に移動することはなく、手前に倒れてきて噛みにくくなってしまう可能性が高いですが、隙間が少ない場合は問題ないこともあります。

大人になって乳歯が抜けた場合にも矯正で抜けたところを埋めることはできますか？

不可能ではありませんが、むし歯などで一部の歯を失った場合に矯正で対応することは少ないでしょう。たとえば、前方の歯を後方へ移動させて対応しなければならない箇所に欠損が発生した場合に、矯正で対応しようとすると、歯列全体を後方へ移動させなければならなくなります。また、抜けた乳歯が上下のどちらかだけですと、反対側の顎の永久歯も抜歯しなければならなくなってしまいます。ですから、大人になってから乳歯が抜けた場合に、矯正で対応する可能性はきわめて低いと思います。もっとも歯のサイズが小さい下の前歯の場合には可能なケースもあるかもしれません。

「永久歯がない」と聞いて真っ青になりましたが、いろいろな方法があることがわかって少し動揺がおさまりました。ゆっくり考えてみます。

もし、乳歯を長もちさせようと思うのなら、むし歯にしないように気をつけてください。乳歯の場合、むし歯が神経まで進行してしまいますと、急速に根が吸収されて脱落してしまうことが多いのです。ですから、乳歯を長もちさせたいのであれば、むし歯にしない、むし歯になっても進行させないということが大切です。それから、乳歯と永久歯では歯の高さが異なりますから、歯列不正を起こす場合がありますので、歯並びにも気をつけてください。乳歯を維持したい場合には、放置するのではなく、定期的に歯科医院を受診して、経過を観察されたほうがよいでしょう。

わかりました！　ありがとうございます。

Q21 一般歯科医院での感染症対策ってどうなっているの？（その1）

歯医者さんではいろいろな道具を使っていますが、ちゃんときれいにしているんでしょうか？　すごく気になります。

不安そうですね。では、心配なことを聞いてください。

一番心配なのは、歯の治療の際、別の病気がうつってしまうのではということです。

それは当然気になりますよね。でもご安心ください。歯科医院でもっとも重要なことは、エイズや肝炎など、血液や唾液（濃厚唾液）を介して感染する可能性のある重篤な疾病の院内感染を防ぐ「感染管理」なんですよ（キッパリ）

先生はどのような感染対策をされていますか？

歯科では、患者さんと別の患者さん、もしくは医療従事者と患者さんの直接的な接触はありませんので、通常、直接感染することはありません。歯科での感染はもっぱら物や手を介して起こります。ですので、私は「患者さんの血液（と濃厚唾液）」「共用器具と医療従事者の手」にポイントを絞った感染対策を心がけています。まず、器具はすべて、使い捨て（ディスポーザブル）のものを使用するか、再使用する場合には滅菌しています。滅菌が困難な器具に関しては、最低限、十分に洗浄してからウイルスに有効な薬品で消毒しています。

全部使い捨てですとうれしいです。

すべての器具を使い捨てにすることはできませんが、たとえば、手袋は使い捨てにしています。私が気をつけているのは、患者さんごとに代え、診察台から離れるときは外すことです。つまり、手袋はその患者さん専用です。他の人に使った手袋は、別の患者さんにとっては非常に不潔なものですし、電話の受話器などを触った手袋を使っては、手袋をつける意味がありませんからね。

そうしていただけると安心です。ところで、滅菌って、殺菌のことですか？

滅菌と殺菌は違います。滅菌とは、病原性のあるなしにかかわらず、対象物に存在しているすべての微生物を死滅させるか除去することです。通常、滅菌した対象物からは、未知の感染症も含めていかなる感染も起こらないとされています。殺菌とは、菌を殺すことで、対象や程度を含まない概念です。ですから、殺菌しても、感染を引き起こす可能性が残っているかどうかまではわかりません。

殺菌はよく聞きますが、滅菌は知らなかったです。失礼ですけど、そんな高度な処理をふつうの歯医者さんでできるんですか？

毎日「オートクレーブ」という専用の器械で滅菌していますよ。滅菌器は、もしなければ医療機関とはよべません。それぐらい重要な器械です。

なんだか、調理器具みたいですね。

圧力鍋と原理はいっしょです。オートクレーブでさつま芋をふかすこともできます。

やる人はいませんけど（笑）

えっ？

冗談ですよ。さまざまな滅菌技術がありますが、一番普及しているのは、高温高圧の飽和水蒸気で微生物のタンパク質を変性させて殺滅する高圧蒸気滅菌という方法で、オートクレーブはその原理を使った代表的な滅菌器です。

●オートクレーブ

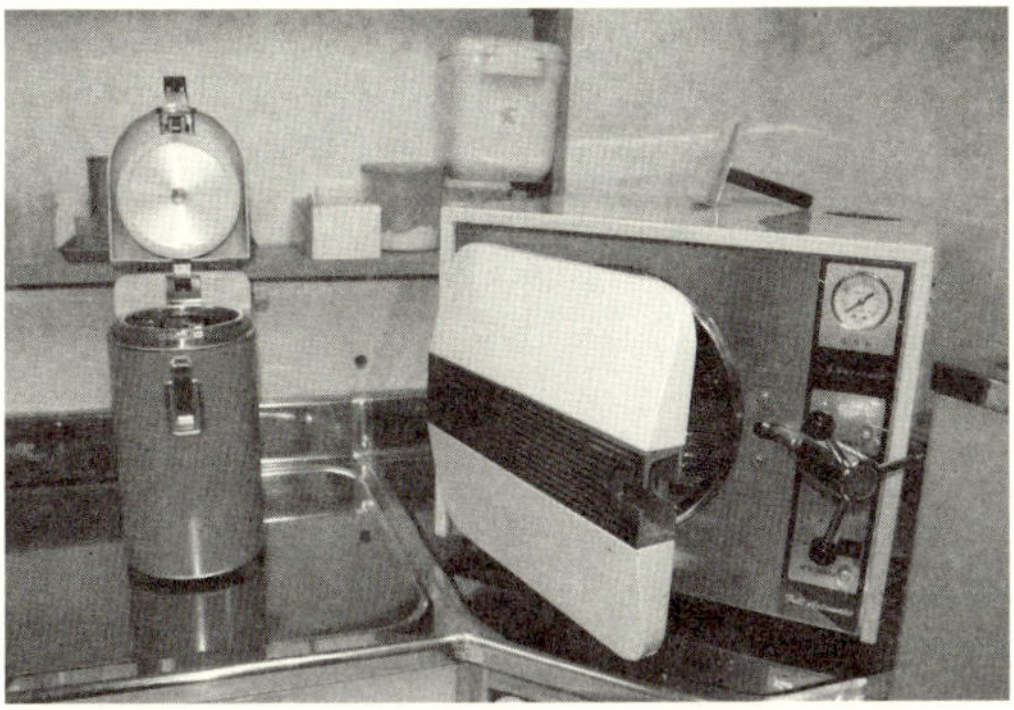

薬剤を併用されるのでしょうか？

薬剤は使いません。水を使います。

えっ？　お水ですか？

高温高圧で水を飽和水蒸気に変化させ、滅菌したいものに接触させますと、水蒸気が放出する熱（潜熱）で微生物のタンパク質は一気に変性凝固しますので、微生物は生存できなくなります。

お水ならアレルギーの心配もないし、環境にもやさしそうですね。

たまに、患者さんが「器具が濡れている、不潔だ」といわれることがありますが、オートクレーブは、いうなれば水を使って滅菌する装置です。加圧加熱を止めると、器内の温度が下がり、水蒸気が液化して結露しますので、水滴がつきます。ですから、器具に水滴がついているというのは、「オートクレーブで滅菌が行われた」という証拠なんですよ。

え〜?!　そうだったんですか！　私も水滴がついている器具は不潔だと思っていました。でも、患者さんごとに頻繁に滅菌するのは難しくないですか？

私の場合、2台のオートクレーブを使っています。乾燥させても大丈夫な器具は乾燥機能がついた大きいほうで、午前と午後の2回にわけてまとめて滅菌しています。温度に敏感な器具は乾燥機能を省いた小さいほうで滅菌しています。

そうしていただけると安心です。

念のためにお話しておきますが、感染対策はオートクレーブにかけることだけではありません。今も昔も第一の感染予防対策は流水で器具を洗い流すことです。私は、滅菌を行う前に、器具をまず専用の洗剤（界面活性剤）につけ、付着した血液をとれやすくして、それから超音波洗浄器にかけて、流水で洗浄しています。感染が成立するほどのウイルスや細菌は付着していない状態にしてから、さらにオートクレーブにかけるという感じですね。

結構ていねいな作業をされているんですね。

感染管理を徹底することは、医療従事者の健康にとっても非常に重要ですので、治療中はもちろん、治療後の器具から感染することがないように、できるだけ早い段階でウイルスや細菌を減らすよう心がけています。

確かに先生方のほうがデンジャラスな環境ですからね。

患者さんの血液や唾液が常時降りかかってきますので、一番感染のリスクが高いのは私たちなんですよ。手袋とマスク、ゴーグル（眼鏡）は必需品です。

それにしては、半袖の先生が多いですね。大丈夫なんですか？

ウイルスや細菌は、主に手を介して粘膜から侵入します。最初にお話したように、感染予防のポイントは手を清潔に保つことなんですよ。ですので、肘から先は何もつけないで、「衛生学的手洗い」や消毒を励行するのが外科系の医療従事者の基本です。

「衛生学的手洗い」って、どういうことでしょうか？

感染を引き起こす病原菌の除去を念頭におき、時間をかけてていねいに、手のひらや指先だけでなく、爪や指の間はもちろん、手首まで洗うことです。

確かに普段手首まではなかなか洗いませんね。

さらに「手術時手洗い」になると、肘の上10㎝程度までを洗います。だから、私はいつでも半袖なんです。患者さんに「先生、半袖で寒くないかい」なんていわれるんですが、「寒いですよ」って答えています。だって、冬なんか本当に寒いですから。半袖の中に何かあったかいものを着たいんですが、なかなか売ってないんですよ。白衣の上に着たんじゃ、まずいですからね（苦笑）

そうだったんですか！（驚）。ところで、滅菌ができない器具は、どうされているんですか。

薬品で消毒しています。ウイルス全般に有効なのは、次亜塩素酸ナトリウムですね。ポピドンヨードも刺激がないので手指などの消毒によく使います。そのほかにも多くの有効な消毒薬がありますので、対象に応じて使いわけていますが、効能を確保するため、希釈せずに原液で使えるものを選ぶように気をつけています。

伺ってみますと、かなりシステム化した感染対策をしておられるようですね。

感染管理は過剰に行っても無駄なだけです。大切なのは歯科治療で感染する可能性のある微生物の特徴や感染経路、感染力を考えて、それに対応した必要十分な対策を行うことです。また、人為的なミスが起きないように院内のシステムを構築することも大切です。感染管理は、患者さんだけでなく、医療従事者にとってもきわめて重要ですから、万全を期しているつもりです。

最後に気になることをお伺いしてもよろしいでしょうか？

刑事さんみたいですね（笑）。いいですよ。ただ、特別アピールするような感染対策

は行っていませんので、ご期待に添えないかもしれませんが（笑）

まず、オートクレーブでの滅菌作業は、保険診療でも行っておられますか？

オートクレーブのランニングコストは電気代だけです。あとはスタッフの手間。私は自由診療を含む、すべての診療で必要な器具に対してはオートクレーブを使用しています。

手袋をしないことについてどう思われますか？

素手での医療行為は、医療者自身が感染する危険性が高いので、私は怖くてできません。ただ、歯科処置は手指の感覚が頼りでもあります。しっかりと手洗いをし、指先を消毒して素手で診療されている可能性もありますので、素手がもっとも不衛生であるとはいいきれません。むしろ、一番不衛生なのは、手袋の使い回しだと思いますね。

それにしても感染対策って、地味な作業ですね。

アピール度は高くないですね（笑）。しかし、患者さんの目に触れないところで、地道な感染予防対策を毎日行っていますので、日常生活で感染する可能性のないものは、歯科医院でもまずうつることはないと考えていただいて結構かと思います。

Q22 一般歯科医院での感染症対策ってどうなっているの？（その2）

歯医者さんの中で、ほかの患者さんのむし歯菌をうつされないか心配です。

むし歯の原因となる細菌は、どなたの口の中にも存在する常在菌ですので、そもそもうつるということがありません。

えっ？

むし歯の原因菌は、ミュータンス菌などのどこにでもいるありふれた細菌ですので、無菌状態の胎児など、特殊な場合を除いて、ほぼ万人のお口の中にすでに生息していると考えられています。また、口腔内のようにすでに無数の微生物が棲みついて集落（コロニー）を形成しているところに、新顔の細菌が定着することは簡単ではないはずです。ですから、私は、歯科医院で、ほかの人からむし歯がうつる可能性はきわめて低いと考えています。

対策を講じる意味がないということですか（憮然）。では、歯科医院でほかの患者さんの歯周病をうつされることはないでしょうか？

歯周病の原因菌も、どなたの口の中にも存在する常在菌ですので、むし歯と同じように、歯科医院でほかの人からうつされる心配をする必要はないと思います。

「ほかの人から」を強調されているのはどうしてですか？

感染は、ほかの人からとは限りません。

えっ？

先ほどお話ししましたとおり、お口の中には無数の微生物が生息しています。歯科医院で、微細な有機物の量を計測したレポート（キッコーマン株式会社「ルミテスターRD－10＆ルシパックワイド」を用いて計測。有限会社ケアラポール調べ。日本歯科新聞社発行「アポロニア21」２００４年７月号より）によると、

- 床…５７９
- スツール…６２１
- パソコン回り…３千９３２
- タービンヘッド保管場所…４千５６０
- 水回り…１万４千８２８
- 口腔内（歯科疾患に罹患していない若い女性・歯みがき後）…49万６千８５（計測限界値上限の半分）

となっています。

きゃ～?!

歯科医院の中で、微生物の反応がもっとも高いのは、床やユニットではなく患者さん

の口の中ですね。ちなみに、歯垢と同程度の細菌が含まれる身近な物質は糞便です。

信じたくありませんが。

……(絶句)

驚きましたか?　歯垢1gには、ほぼ大便と同程度の1千億個の細菌がいるんですよ。悲しい事実です(笑)。しかし、それが正常な状態ですので、悲観する必要はありません。

……そうだったんですか。

ですから、感染を心配するのなら、むしろ、自分の口腔内の常在菌からの内因性の感染を心配するほうが現実的です。

どういうことでしょうか?

一般に患者さんが心配している感染は、エイズや肝炎など、本来人の体の中にはいない微生物が体内に侵入することによって引き起こされる、外因性の重篤な感染症です。こちらについては、Q21で説明した基本的な感染管理ができていれば、心配することはないと思います。また、基本的な感染管理は、外因性の感染全般に有効ですので、結果的にですが、歯科医院でほかの人のむし歯や歯周病の原因細菌をうつされる心配もないと考えてよいかと思います。しかし、患者さんのお口の中を滅菌するわけにはいきません。

確かに……

それに、口腔内に生息する細菌を皆殺しにするのがよいとは限りません。常在菌が、より有害な微生物の侵入を防ぐバリヤーの役割を果たしている場合もあるからです。

どうしたらいいんでしょうか？

口腔内には無数の微生物が生息しており、それらを完全に排除することは不可能です。ですので、たとえば歯科処置をする際には、病原性のある微生物とない微生物を区別して、状況に応じて殺菌方法を考え、消毒を励行して微生物を害のない程度にまで減らすことが大切になります。口腔内にすむ微生物のなかで、武器をもって宿主を攻撃しようとしている微生物を殺すか、もしくは武器を取り上げて宿主を攻撃させないようにする、という感じですね。

なるほど。

ただし、根管治療は例外です。根管治療では、隔壁を行い、ラバーダム（ゴムマスク）をきちんと装着すると、唾液の侵入をかなりのレベルまで阻止できます。また、薬品を歯の中にだけ作用させることが可能ですから、粘膜には使えないような強力な消毒薬を使用できます。根管内は、口腔内とは異なり無菌状態ですから、滅菌と消毒にこだわり、可能な限り微生物を減らす努力をするのは無意味ではないと思います。

今までほかの人からの感染だけを心配していて、自分の体に生息する微生物には考え

が及びませんでした。まさか口の中に兆単位の微生物が生息していたとは……（慟哭）

心配することはないですよ。繰り返しになりますが、お口の中には何兆、何千億という微生物が生息しているのが正常です。大切なのは、必要に応じて、問題を起こす病原性のある微生物の特徴を認識し、個々に対応した十分な対策を行うことです。

そうですか。今まで気にしたこともなかったのに、急にお口の中の微生物が原因の感染症が心配になってきました。これらの感染症のうち、歯科で問題になるものには、どんなのがありますか？

連鎖球菌や嫌気性菌などが粘膜や傷口から侵入して起きる顎炎や、歯周病菌による糖尿病の悪化などが代表的なところでしょうか。

考えられる対策は、先ほどおっしゃられた消毒ですか？

歯科処置の際にはそうしています。ですが、一般的な意味での内因性の感染は、宿主の抵抗力が強ければ起こりませんし、たとえ起きたとしても重篤な状態にはなりませんので、入院中や手術直後など患者さんの体力が落ちている場合を除いて、そう心配する必要はありません。歯科医院に通院できる体力があるのなら、まず大丈夫です。

まずまず健康で、こうして通院していますから、私はとりあえず「微生物と共存・共栄することができる」ということですね。念のために何か気をつけたほうがよいことがあれば教えてください。

まず、大切なのは、睡眠や食事をきちんととって体調を整え、免疫力を低下させないことです。それから、意外ですが、歯みがきにも感染予防の効果があります。

歯みがきが？　歯みがきと感染予防は関係ないでしょう？

口腔内には無数の微生物が生息しているのが正常ではあるのですが、多いほうがよいかというとそうともいえません。矛盾するようですが、やはり相対的には少ないほうが、さまざまな感染症に罹患するリスクが低くなると思います。歯垢は微生物の塊ですから、歯みがきによって歯垢を除去できれば、効率よく細菌の絶対数を減らすことができます。意外ですが、歯みがきは、歯周病、口内炎や顎炎など、常在菌によって引き起こされるさまざまな感染症の予防に非常に有効とされているんですよ。たとえば、インプラントなどの口腔外科手術の際、実行すべきもっとも重要な感染予防策は、手術前の歯みがきとスケーリング（歯石除去）であるといわれています。これは、歯科医師を対象とした歯科大学の講習会で紹介されていることですから、覚えておかれるとよいでしょう。

本当ですか！　歯みがきには、そんな効能もあったんですね。驚きです。

感染管理を心配されるのでしたら、まずは歯ブラシでお口の中を清掃されることをお勧めします。歯みがきは安全で効果が高く、しかも高価でない感染予防策ですからね。

あれこれ心配する暇があったら歯をみがけですね（苦笑）。ありがとうございました！

【参考文献】

1 山田毅 著『病原体とヒトのバトル』東京・医歯薬出版、２００５年

2 早川太郎、須田立雄、木崎治俊、畑隆一郎、髙橋信博、宇田川信之 著『口腔生化学 第4版』東京・医歯薬出版、２００５年

3 藤田恒太郎 著『歯の組織学』東京・医歯薬出版、１９５７年

4 エナメル質比較発生学懇話会 著『エナメル質 形成、構造、遺伝、再生、起源と進化』東京・わかば出版、２００９年

5 小澤幸重 著『エナメル質比較組織ノート』東京・わかば出版、２００６年

6 アポロニア21編集部「清潔空間の演出」アポロニア21 ２００4年7月号、p52～54

7 日本口腔衛生学会フッ化物応用委員会 編『フッ化物ではじめるむし歯予防』東京・医歯薬出版、２００2年

8 日本口腔衛生学会フッ素研究部会 編『口腔保健のためのフッ化物応用ガイドブック』東京・財団法人口腔保健協会、１９９５年

9 フッ化物応用研究会 編『う蝕予防のためのフッ化物配合歯磨剤応用マニュアル』東京・社会保険研究所、２００６年

10 総山孝雄、田上順次 著『保存修復学総論（旧題 新編窩洞形成法）』京都・永末書店、１９９６年

11 総山孝雄 著『臨歯選書13　鋳造修復』京都・永末書店、１９７2年

12 中林宣男、石原一彦、岩崎泰彦 著『バイオマテリアル』東京・コロナ社、１９９９年

13 中林宣男 編『最新 歯科接着用語解説集』東京・クインテッセンス出版、１９９2年

14 平井義人、寺中敏夫、寺下正道、千田彰 編『保存修復学 第5版』東京・医歯薬出版、２００７年
15 吉山昌宏、桃井保子 監修『う蝕治療のミニマルインターベンション』東京・クインテッセンス出版、２００４年
16 安田登、二階堂徹、秋本尚武、遠山佳之 編著『接着治療 失敗回避のポイント45』東京・クインテッセンス出版、２０１０年
17 二階堂徹「接着性レジンセメントをいかに使うか」日本歯科医師会雑誌 ２００７年9月号、ｐ17～25
18 二階堂徹、カンチャナ・ワイディアセケラ、田上順次「Tooth Wear の歯では何が起きているのか?」日本歯科評論 ２００８年7月号、ｐ72～76
19 FDI. FDI policy statement : Minimal Intervention in the management of dental caries. Adopted by the FDI General Assembly : 1 October 2002-Vienna.
20 Park HJ, Kwon TY, Nam SH, Kim HJ, Kim KH, Kim YJ. Changes in bovine enamel after treatment with a 30% hydrogen peroxide bleaching agent. Dent Mater J 2004 ; 23 : 517-521.
21 前田芳信 監修、柏井伸子 編『歯科医院の感染管理 常識非常識 Ｑ＆Ａで学ぶ勘所と実践のヒント』東京・クインテッセンス出版、２００９年

ここが知りたい 歯科治療 ベストアンサー！ vol.1
三万件のネット相談発

2011年3月10日　第1版第1刷発行

編　　者　ネット歯《し》科《か》相談《そうだん》研究会《けんきゅうかい》

発 行 人　佐々木一高

発 行 所　クインテッセンス出版株式会社
東京都文京区本郷3丁目2番6号　〒113-0033
クイントハウスビル　電話　(03)5842-2270(代表)
(03)5842-2272(営業部)
(03)5842-2279(書籍編集部)
web page address　http://www.quint-j.co.jp/

印刷・製本　大日本印刷株式会社

ISBN978-4-7812-0191-7 C3047